자살시도에 대한 단기 개입 프로그램

치료자 매뉴얼

자살시도에 대한 단기 개입 프로그램

치료자 매뉴얼

ASSIP-Attempted Suicide Short Intervention Program

A Manual for Clinicians

Konrad Michel and Anja Gysin-Maillart

권용실 · 이경욱 옮김

圖書出版 하나醫學社

ASSIP-Attempted Suicide Short Intervention Program:
A Manual for Clinicians
by Konrad Michel and Anja Gysin-Maillart

목차

부록

서문

과거에 자살 행동이 있었던 사람들이 그들 자신만의 사연을 가지고 있듯이 이 매뉴얼도 그렇다. 이야기는 전통적인 의학 수련을 받은 정신과 의사인 나와(K.M.)와 숙련된 임상심리학자이며, 사회심리학 및 *행위이론(action theory)*[1]이라 불리는 분야에 특별한 관심을 가지고 있었던 나의 친구 라디슬라브 발라흐(Ladislav Valach)가 협력하는 것으로 시작되었다. 얼마 지나지 않아 나는 두 분야가 전문 수련과정에서 '인간 상(image of man; Menschenbild)에 대하여 얼마만큼 다른 견해를 가지고 있는지, 그리고 학제간(interdisciplinary) 협력이 얼마나 유익한지 알게 되었다.

자살하는 사람들의 사연처럼, 이 매뉴얼의 이야기도 꽤 일찍부터 시작되었다. 영국에서 수련을 받던 시절로 거슬러 올라가서: 어느 날 아침 병원에 도착하였을 때, 간호사는 학령전기 자녀 두 명을 둔 42세 기혼 여성이었던 내 환자가 스스로 트럭에 뛰어들었다고 알려주었다. 그 경험은 나에게 지대한 영향을 미쳤는데, 젊은 정신과 수련의사로서 충분히 그럴 만 하였다. 나는 임상 자살 예방 자료들을 읽기 시작하였고, 스위스로 돌아와서 임상적인 위험요인들과 자살 환자를 대하는 정신건강 전문가들의 역할에 대한 연구를 시작하였다. 자살 숫자를 줄이기 위하여 임상가들이 무엇을 더 잘할 수 있을 것인가에 대한 질문은 그 이후로 계속 전문가로서 나의 삶에 중요한 부분으로 자리잡고 있다.

---

1) 행동치료(behavior therapy)와의 혼동을 피하기 위해 action theory를 행위이론으로 번역하였다.

나의 동료 라디슬라브 발라흐로 돌아가보자, 휴식시간에 그는 도발적인 언급을 하였는데, 장기적인 결과로 판명된 다음과 같은 내용이었다: "자살과 자살시도는 질병이 아니라 행동이야. 의사인 너는 징후와 증상 같은 병리에 따라 상태를 파악하고 진단하는 것은 배웠지만 행동의 본질을 이해하는 것에 대하여 전혀 학습한 적이 없어." 마음 속으로 저항이 있었지만, 나는 자살시도 후 1년이 지나서 결국 자살로 사망한 환자 사례를 행위이론 관점에서 정리하는데 동의하였다. 기본 개념은 개인이 자신에게 중대한 삶(생애 경력) 의 목표가 위협을 받는 상황에 놓이게 될 때 나타나는 실존주의적 외침 즉, 자살을 정신적인 고통을 끝내기 위한 목적을 가진 목표지향적인 행동으로 바라보는 것이었다. 행위이론의 설명에 따르면 일상의 삶에서 사람들은 행동을 설명하고 이해하기 위하여 이야기를 사용한다("음, 이것은 긴 이야기야…"). 스위스 국립 과학재단(the Swiss National Science Foundation) 지원을 받은 연구의 일부로, 우리는 자살시도를 한 환자들이 자살을 정신질환의 증상으로 보는 전통적인 의학 모델과는 반대로, 자살 개념을 행동에 근거한 탐색적인 면담으로 진행할 때 더 이해 받는다고 느낀다는 이론을 검증하였다. 행위이론 측면에서, 면담자는 자살환자를 그들 행동의 주체(agent)이고, 자살시도 배후의 이야기를 "아는(knowing)" 능력을 가진 개인으로 간주한다. 면담자가 이야기 접근기법(즉, 이야기나 서사적이라는 단어를 사용하여 대화를 시작하는 것)을 사용할 때 환자들이 치료적 관계 점수를 유의하게 높게 평가한다는 것을 발견하였다. 이에 우리는 건강 전문가들과 자살환자들 사이에 심각한 의사소통 문제가 있음을 고려해야 한다는 중요한 깨달음을 얻었다. 임상적으로 자살 예방의 주요 문제들 중 하나는 자살시도 환자들이 추적 치료를 따르지 않는다는 것이다. 우리는 이야기 면담 기법을 통하여, 치료 초반에 치료적 관계가 형성됨으로써 효과적인 치료의 시발점이 되기를 희망하였다. 핵심적인 전제는 개인이 자신의 이야기를 가진 사람으로 이해 받고 있다는 느낌이 치료 동기를 강화시켜줄 수 있다는 것이다. 그리고 이것이 매뉴얼의 기본 개념들 중의 하나이다.

질적 연구 결과들을 논의하기 위하여, 우리는 2000년 개최된 컨퍼런스에 국제적으로 알려진 임상 자살 연구자들 몇 명을 초청하였다. 애시(Aeschi)로 알려진 베르네제 오버란트(Bernese Oberland) 산간 마을 호텔에서, 우리 팀은 비디오 녹음된 면담 자료를 가지고 임상 자살 예방에서 근본적인 문제들을 토론하였다. 이때 고무된 높은 열정으로, 우리 팀은 이러한 형식의 컨퍼런스를 지속하며, 다른 사람들에게도 토론을 개방하기로 결정하였다. 그 이후 10년동안 꾸준하게 개최된 애시 컨퍼런스에 국제적으로 뛰어난 임상 자살연구자들과 치료자들 일부가 함께 참여하였다. 일명 애시 워킹 그룹(Aeschi Working Group)은 자살시도 후에 어떻게 해야 하는 지에 관한 가이드라인을 발표하였다. 2010년에 미국 심리학회(American Psychological Association; APA)는 *자살 환자와 치료 동맹 맺기(Building a Therapeutic Alliance with the Suicidal Patients)* (Michel & Jobes, 2011)를 출간하였는데, 이는 애시 철학으로부터 나온 것이다. 2013년 애시 컨퍼런스는 미국으로 옮겨 개최했다(Vail, Colorado).

그 기간에 또 하나의 생산적인 협력이 베른(Bern)의 정신과 외래 진료 부서(Psychiatric Outpatient Department), 다시 말하면 아나 기신-마일라트(Anja Gysin-Maillart)와 이루어졌다. 그녀와 나는 이 매뉴얼을 공동으로 저술하였다. 아나 기신-마일라트는 이야기 면담기법에 정통하였으므로, 우리는 함께 자살시도자를 위한 특별한 단기치료를 개발하였고, 자살시도에 대한 단기 개입 프로그램(Attempted Suicide Short Intervention Program: ASSIP)으로 이름을 지었다. 최근 수년간 우리는 이 개입 프로그램으로 300명 이상의 환자들을 잘 치료하였고, 치료 방법을 수정, 강화 및 평가를 하고 있다. 이 매뉴얼이 현실화 되도록 주도적인 역할을 한 아나 기신-마일라트에 감사 드린다.

콘라드 미켈(Konrad Michel)
2015년 2월

수년간의 임상경험과 과학적인 연구가 이 매뉴얼의 기반이 되었다. 자살시도를 한 환자들에게 특별한 치료 과정이 필요하고, 이를 통하여 환자들이 다시 삶을 선택할 수 있게 될 것이라는 관점은 항상 일을 할 때 나에게 동기 부여가 되었다. 이 전제가 나 뿐만 아니라 나의 동료들에게도 무력감은 아니더라도 당혹감을 느끼게 하였다는 사실로 인하여 수년간 지속적으로 심적 부담을 받아왔다. 감사하게도 콘라드 마이클과 유익한 공동작업을 하면서 나의 관점은 변화하기 시작하였다: 자살을 질병이 아니라 행동으로 이해하게 된 것이 핵심 요인 이었다.

모든 환자는 그/그녀 자신만의 매우 개인적이고 사적인 이야기가 있으며, 그 사연이 이해되어야 한다. 나는 자살이 내적인 논리를 가진 목표 지향적인 행동(goal-directed action) 이라는 것을 알게 되었고, 자살시도자를 위한 특별한 치료 개입 요소들을 개발하고, 수정하며 조합하는 공동의 작업에 점차 매료되었다. 나의 멘토인 콘라드 미켈은 자살 예방 분야를 자세하게 안내해주었다. 정기적인 애시 컨퍼런스 또한 핵심 역할을 하였다. 컨퍼런스에서 데이비드 좁스(David Jobes), 데이비드 러드(David Rudd), 마샤 리네한(Marsha Linehan), 그레고리 브라운(Gregory Brown)과 그 외 많은 유수한 전문가들과 전문적이고 개인적인 견해들을 교류할 기회를 얻었다. 이 특별한 소규모 회의를 통하여, 신경생물학에서 정신분석 분야까지의 개념과 모델들, 그리고 인지행동치료(cognitive behavior therapy; CBT)의 최신 견해들에 친숙하게 되었다. 컨퍼런스 초점은 항상 명확히 환자중심 치료 접근에 있었다.

우리가 효과 분석을 위한 일차 예비 단계(pilot phase)을 시작하기로 결정하고 수년이 지나서 ASSIP이 개발되었다. 이 단계에서 환자들의 피드백은 매우 중요하였다. 환자들이 우리와 함께 "팀으로서" 전문가가 되는 것이 중요하였다. 자살시도 생존자들은 안전한 공간(safe place)과 충분히 공감적으로 그들과 함께 자신들의 개인적이고 내적인 경험들에 집중해 줄 전문가가 필요하다는 것이 점차 명확해졌다. 우리로 하여금 자살 과정(suicidal process)을 더 잘 이해할 수 있게 해주고 지속적으로 ASSIP을 보완하고 최적화하는데 도움을 준 환자들에게 감사를 드린다.

ASSIP의 치료효과에 대한 과학적인 평가를 시작할 시기가 찾아왔다. 베른 대학의 심리학과(Psychology Department)와 공동으로, 연구 참여환자 중에서 치료군과 대조군 각각 60명을 선정하는 무작위 대조군 연구(randomized controlled trial)를 시작하였다. 모든 환자들에 2년간 추적 조사를 해야 하므로 연구가 종결되기까지 긴 시간이 필요하였다. 2014년 9월에 최종 결과를 얻었는데, 정말로 매우 고무적인 내용이었다. 다행스럽게 3-4회기의 단기 치료와, 이후 24개월간 정기적인 편지 보내기에 치료 요소들이 잘 포함되었다. 이 연구 덕분에 국제적인 컨퍼런스와 정신의학 기관에서 우리가 한 연구들을 발표할 기회가 주어졌다. 더 많은 자료들과 치료 매뉴얼 출간 요청이 계속 있어왔다. 점차적으로 지금의 ASSIP치료 매뉴얼이 모습을 드러내게 되었다.

이 매뉴얼을 통하여, 나는 환자들의 전문가적 지식에 정당성을 부여하기를 바란다. 그리고 이 프로젝트에 참여하여 말할 수 없이 귀중한 기여를 한 모든 분들께 마음 깊이 감사를 드린다.

아나 기신-마일라트(Anja Gysin-Maillart)

2015년 2월

감사의 글

가장 먼저 이 연구에 기꺼이 참여하려 하지 않았던 모든 환자들에게 특별히 감사를 드린다. 그분들이 아니었다면 이 단기 개입 프로그램을 평가하는 것이 불가능하였을 것이다.

우리는 ASSIP의 개발과 평가 및 적용을 하는데 도움을 준 모든 동료들: Thomas Reisch 교수, Hansjörg Znoj 교수, Millie Megert, Salome Bühler, Pietro Ballinari, Leila Soravia박사, Brigitta Feyer에 감사를 드린다. 그리고 자신의 환자를 의뢰하고 협력해 준 임상의사들에게 감사를 드린다. 또한 Thomas Müller, Franz Moggi와 Christoph Stucki 박사들께 감사하는 것은, 그 분들의 도움으로 ASSIP을 최초로 임상 진료에 도입할 수 있었다.

처음 시작부터 ASSIP 매뉴얼 출판을 전적으로 지원해준 Verlag Hans Huberg 출판사의 Tino Heeg에도 감사를 드린다. 또한 매뉴얼의 영문서를 출간하는데 더할 수 없는 지원을 해준 Hogrefe 출판사의 Robert Dimbleby에도 감사를 드린다.

나의 작업에 무한한 인내심을 가지고 지속적인 지원을 해주었고, 특별히 이 매뉴얼의 치료 파트에서 이미지 편집에 도움을 준 나(A. G.-M.)의 남편 Tobias Gysin에 가장 진심 어린 감사를 보낸다. 작업을 하는 기간에 필요하였던 영감을 재발견하는 시간들을 몇 번이고 되풀이하는데 도움을 준 나의 두 딸 Sophie와 Mia에게. 그리고 우리가 함께 한 멋진 순간들에 감사한다.

한국판 서문

자살시도에 대한 단기 개입 프로그램(ASSIP)이 한국, 아시아로 길을 찾게 되어 매우 자랑스럽습니다. ASSIP 단기 치료는 정신치료적 전통이 매우 강한 스위스에서 개발되었습니다. 콘라드 미켈은 영국에서 수련을 받은 이후부터 임상 작업과 연구에서 치료적 동맹을 주된 주제로 삼아왔습니다. 라디슬라브 발라흐 박사와의 협력을 통해, 그는 기본적으로 자살을 정신장애의 결과라고 개념화한 전통적 의학모델이 자살 환자와의 작업 동맹에 부적합한 토대라는 것을 깨닫기 시작했습니다. 그는 자살을 질병의 증상이 아니라 한 사람의 행동으로 이해하면서 임상 자살 예방에 있어서 새로운 길을 열었습니다. 2년마다 열리는 애시 컨퍼런스는 스위스에서 자살 예방에 관련된 최고의 임상의사와 연구자들이 모여 세계적인 전문가들과 새로운 아이디어와 치료 개념에 대해 공유하는 포럼을 제공합니다. 수년 동안, 안야 기신-마일라트와 콘라드 미켈은 자살시도 환자를 위한 새로운 단기 치료 모델을 개발했는데, 이것은 환자 자신 및 자살위기가 있을 때의 그들의 독특한 경험을 강조하고, 환자와의 강한 협력적 작업동맹을 매우 중요시합니다. ASSIP의 강점은 실험 연구실이 아니라 대학병원의 응급실에서 자살 환자를 보는 정신건강의학과에서 자살 환자와 매일 진료를 하는 경험을 통해 개발되었다는 것입니다. ASSIP 치료 매뉴얼이 3개 언어로 번역되고 임상 연구 결과가 뛰어나다는 것이 밝혀지면서[1), 2)] ASSIP에 대한 관심과 훈련에 대한 국제적 요구가 폭발적으로 증가하고 있습니다. 자살률이 특히 높은 한국에서 이 매뉴얼이 증가하는 ASSIP 커뮤니티의 일원이 이제 되었습니다. 환자-중심의 이야기 접근법인 ASSIP가 한국 문화에서 잘 "작동하고" 이 새로운 치료 개념이 환자와 치료자에게 도움이 되기를 희망합니다. 무엇보다도, ASSIP 매뉴얼을 번역한 권용실, 이경욱 교수에게 매우 감사드립니다.

콘라드 미켈, 안야 기신-마일라트

베른, 2019년 11월

www.assip.ch

1) Gysin-Maillart A, Schwab S, Soravia L, Megert M, Michel K (2016). A Novel Brief Therapy for Patients Who Attempt Suicide: A 24-months follow-up randomized controlled study of the Attempted Suicide Short Intervention Program (ASSIP). PLOS Medicine 13(3).

2) Michel K, Valach L, Gysin-Maillart A (2017). A Novel Therapy for People Who Attempt Suicide and Why We Need New Models of Suicide. Concept Paper. International Journal of Environmental Research and Public Health 14(3), 243.

역자 서문

'내가 살아야 할 이유를 알려주세요.'

자살치료 분야에 종사하는 사람이라면 누구라도 한번쯤은 자살시도를 하거나 자살경향성이 높은 환자를 대면하면서 긴장과 막막함으로 인한 두려움을 경험해보았을 것입니다. 치료자의 한마디 말과 태도가 자살 위험성을 더 악화시키는 것은 아닌지 조심하고, 이제까지 쌓아온 모든 지식과 경험을 사용하여 치료를 시작하지만, 만족스럽지 않게 치료를 마무리해야 하는 경험은 자살환자들을 만나는 치료자들에게 익숙한 일상이 되기도 합니다.

저자인 미켈 콘라드의 이야기처럼, 자살시도자 치료에 관심을 가지게 된 데에는 그와 유사한 이야기가 있습니다. 20여 년 전 청소년 환자가 자살시도와 자해행동을 반복하면서 점차 헤어 나올 수 없는 신체적인 손상을 입는 상황으로 진행될 때, 치료자로서 우울증 및 성격장애 진단과 약물치료, 정신치료, 가족상담, 입원치료 등 여러 방법을 동원하였지만 호전 없이 악화되는 상황을 지켜봐야 하였던 일입니다. 당시에는 자살 행동에 초점을 둔 치료기법이 국내에 소개되기 시작한 시기이었으므로 임상가로서 쉽게 적용할 수 있는 치료기법을 접하기 어려웠습니다. 정신치료 기법들이 자살 심리를 이해하고 근본적인 정신병리를 치료하는데 도움이 되었지만, 급박하게 죽음의 위기에서 구조되었어도 여전히 죽음의 문턱에 있는 자살시도자에게 치료자가 무슨 말을 어떻게 시작하여야 하는 것이 좋을지 기본적인 시작부터 자신 있게 알고 있는 부분이 거의 없다는 사실에 당혹스러웠습니다.

'나에게 필요한 것을 해주세요.'

한번 죽음을 선택하였던 사람은 그 문턱을 다시 넘기 쉽습니다. 자살시도자의 심리적 고통이 전달되지만 그 고통을 치료로 연결하는 고리를 만드는 작업이 무척 어렵습니다. 자살 행동에 내포된 무겁고 복잡한 요인들이 작용하고 있기 때문입니다. 그리고 그 복잡한 요인들은 개인마다 미로처럼 다르게 이어져 있어 복잡함이 더 심해집니다. 치료자는 자신의 의학적, 심리학적 지식과 경험을 기반으로 치료의 고리를 만들어가는 노력을 하게 되지만, 결과적으로 자살시도자의 삶에 대한 치료 동기를 북돋우는데 도움을 주지 못하기도 합니다. 왜냐하면 자살시도자들은 고립감과 절망감을 깊게 느끼고 있기 때문에 통상적인 상담접근을 하는 치료자에 대하여 자신을 일반화시키고 이해하지 못하는 것이라고 판단하여 마음의 문을 열지 않기 때문입니다.

'개인의 삶의 이야기를 그의 목소리로 들어야 한다.'

저자들은 ASSIP을 통하여 삶과 죽음의 경계에 있는 자살시도자를 치료하는 효과적이고 새로운 관점의 치료방법을 제시합니다. 치료자가 먼저 해답을 발견해주어야 한다는 책임감에서 벗어나, 자살시도자와 함께 그의 이야기를 들으며 자살을 해결방법으로 선택하게 된 삶의 경로를 찾아가는 ASSIP 치료기법은 자살시도자로 하여금 자기 이해와 조절능력을 강화할 수 있게 하고, 치료자의 치료적 공감능력도 높여줍니다. ASSIP은 이제까지 알려진 자살심리와 치료기법들을 기반으로 하지만 자살시도자 삶의 이야기 면담이라는 방법을 통하여 자살치료 동기와 치료를 유지할 동력을 제공해줍니다.

2017년도 말레이시아 쿠칭에서 개최되었던 국제자살 예방협회(IASP) 학술대회장 서적 코너에서 ASSIP 책을 발견한 것이 국내에 자살 치료책으로 소개할 수 있게 된 이야기의 시작입니다. 가톨릭대학교 의정부성모병원 정신건강의학과 선생님들과 함께 자살시도자에게 실제로 치료 적용이 가능한지 여러 번의 논의와 사례 발표를 걸쳐 번역을 마무리하기까지 2년이 지났습니다. 자살환자들을 도울 수 있는 새롭고 효과적인 치료전략을 활용할 수 있다는 기쁨으로 함께 이야기를 만들어 주신 의국 교수님들과 전공의 선생님들에게 감사합니다. 책이 한국에 번역서로 출간되도록 도와주신 하나의학사의 소정영 대표님께 감사드립니다. 자살 예방을 위하여 헌신하는 정신건강전문 치료자들의 쉼 없는 노력에 감사드립니다. 무엇보다 죽음에서 삶으로 결정해준 자살 위기에 있었던 분들에게 감사를 드립니다.

2019년 10월
역자 권용실·이경욱

1 서론

세계적으로 매년 80만명 이상이 자살로 사망하고 있으며 이는 매 40초마다 한 명이 사망하는 것과 같다(세계보건기구, World Health Organization; WHO, 2014 a). 자살시도 숫자는 이보다 10-20배가량 더 높다. 자살시도 후에 자살로 사망할 위험은 일반 인구의 자살사망보다 40배에서 100배 이상 높다(Harris & Barraclough, 1997; Hawton et al, 2003; Owens, Horrocks, & House, 2002). 이 위험성은 자살시도 후 처음 2년 이내에 가장 높고(Suokas, Suominen, Isometsa, Ostamo, & Lönnqvist, 2001), 이후 자살시도를 할 때마다 더욱 증가하여, 20년 이상 높은 상태로 지속된다(Haw, Bergen, Casey, & Hawton, 2007; Jenkins, Hale, Papanastssiou, Crawford, & Tyler, 2002). 그러므로 가장 우선적으로 자살시도 환자를 위한 효과적인 치료법 개발이 이루어져야 한다. 자살 예방을 위한 국가적 행동 연합: 연구 우선순위 선정을 위한 테스크 포스(Research Prioritization Task Force of the National Action Alliance for Suicide Prevention)는 2014년 연구 의제인 "Aspiration Goal Nr. 6: 자살시도자들은 추후 재시도를 예방하기 위해 반드시 효과적인 중재를 받을 수 있어야 한다.'를 모든 목표들 중에서 가장 중요한 것으로 선정하였다. 이는 자살시도 후 장기간에 걸쳐 나타나는 반복적인 자살시도 또는 자살 위험성을 실제로 감소시키는 특정 치료방법의 근거가 부족한 현 시점에서 한층 더 중요하다. 임상에서 너무 자주 추적치료(follow-up treatments)를 하는 경우에서조차도 - 자살위험이 있는 모든 환자에게 시행한다고 하여도-자살경향성 문제를 전혀 다루지 않는다.

전통적인 의학 모델은 자살의 예방과 치료에 주로 정신질환의 진단과 치료-우울증을 가장 우선 순위로-를 강조해왔다. 한편, 자살환자들에 대한 이러한 접근이 실제로 자살률에 얼마나 영향을 주었는지는 논쟁의 여지가 있다(De Leo, 2002). 자살 행동 기전에 대한 연구를 하려면 연관성이 있는 모든 정신질환들과는 독립적으로 시행하여야 한다는 주장이 있어왔다(Aleman & Denys, 2014; Linehan 2008).

자살경향성에 대한 효과적인 치료를 방해하는 요인들을 확인할 수 있다. 이중 한 가지는 많은 환자들이 추적 치료를 받지 않는다는 것이다. 자살위기 이후 많은 사람들은 자신들의 정상적인 일상 생활로 최대한 빨리 돌아가고 싶어한다 - 즉, 그들은 가능하면 신속하게 자살위기를 잊어버리려고 노력한다. 약 50%의 자살시도자들이 외래 치료를 거부하거나 추적 치료를 곧바로 중단한다(Kessler, Berglund, Borges, Nock, & Wang, 2005; Kurz et al, 1988). 우리들이 진행하였던 자살시도 1년 후 환자 인터뷰 연구에서, 환자 대부분은 도움을 요청하여야 할 사람의 이름을 말하지 못하였다. 그리고 단지 10%에서 의료 전문가와 접촉하였다고 하였다.

자살위기에 있는 사람들은 대부분 자신의 문제가 의학전문가를 찾아가야 하는 건강 문제라고 생각하지 않는 것처럼 보인다. 사람들은 종종 자살 생각들을 스스로 간직하고 싶은 개인적인 영역(private)이라고 생각한다. 즉, 빠져나갈 수 없는 상황에 놓일 경우에 탈출구로 사용하기 위한 대비책으로 남겨두고 있는 것이다. 많은 자살시도자들은 부끄러워하고, 아무도 그들 자신이나 그들의 자살시도 이유를 이해하지 못한다고 느낀다. 심지어 많은 경우 자살시도자 스스로도 자신의 자살 행동을 이해하지 못한다. 자살 위험이 있는 사람들은 특별한 의사소통 방식과 자살위기에 이르게 된 자신들의 감정, 생각, 배경에 대해 이야기할 기회가 필요하다. 치료 동기(motivation)는 치료를 제공하는 의료 전문가를 얼마나 신뢰하는 가에 따라 크게 좌우된다. 환자들에게 필요한 것은 비판단적 수용(nonjudgemental acceptance), 공감적 이해(empathic understanding), 및 환자들이 자살위기 기전을 이해하고 장차 삶의 결정적인 위기를 넘길 수 있는 전략 수립을 도와주는 치료모델(therapy model)이다.

자살 충동을 정신질환의 증상으로 생각하는 전통적인 의학 모델을 따르는 사람들과는 대조적으로, 저자들은 자살이 일차적으로 심리내적 논리가 동반된 목표 지향적 행동이라고 생각한다. 행위이론 모델은 개인의 자살 위기와 그 배경에 관한 매우 주관적인 경험을 설명하는 프레임을 제시한다. 핵심 전제는 개인이 이야기를 통하여 자신의 행동을 설명할 때, 치료자는 성급하게 원인을 찾으려 하지 말고 열린 마음으로 귀 기울일 수 있어야 한다는 것이다. 자살시도자 스스로가 자신의 삶에 유일한 '전문가'이기 때문이다. 행위이론 맥락에서, 개인의 이야기들은 중요한 삶과 정체성 문제들이 위협을 받고 다른 대안적인 대응이나 행동 전략을 사용할 수 없을 때, 어떻게 해서 자살이 목표가 될 수 있었는지를 설명해준다. 괴로움, 고통, 절망, 무망감(hoplessness), 무력감(helplessness)이 가득한 급성 정신상태에서 자살은 견딜 수 없는 정신적 상태를 끝내버릴 수 있는 해결책으로 나타날 수 있다.

추적 연구들은 자살시도가 있었던 사람은 추후 자살사망을 포함한 자살 행동의 위험이 '치유(cured)'될 수 없다고 강력하게 주장하였다. 감정적 위기를 자살시도로 해결하려는 행동을 한번이라도 하게 되면, 이러한 행동 패턴이 미래에 비슷한 상황에서 신속하게 다시 나타날 것이다. 이는 자살시도가(비록 일시적이라 하더라도) 해결을 제공해줄 뿐 아니라, 상당히 자주 즉각적인 안도감과 연관되기 때문이다. 최근까지의 자살 연구 결과들로부터 얻은 핵심 견해는 자살시도 환자들이 자살시도 이후 미래의 정서적인 위기 상황에 대하여, 이제까지와는 다르게 대처하기 위한 개별적인 안전 전략을 치료자와 환자가 함께 확립하는 것이 중요하다는 점이다(Stanley & Brown, 2012). 많은 환자들이 도움을 받으려면, 자살경향성에 초점을 둔 치료는 단기간, 집중적이면서 당연히 효과적이어야 한다(Chesin & Stanley, 2013).

이러한 원칙을 기반으로, 두 명의 저자들은 자살시도 환자에 특화된 단기치료인 Attempted Suicide Short Intervention Program(ASSIP)을 개발하였다.

ASSIP의 핵심 요소들은

- 안전한 환경에서 이야기 면담의 비디오 녹화를 통하여 자살 위기 활성화
- 비디오 녹화된 이야기 면담을 재생하는 동안 치료자의 안내에 따라 자살 모드를 활성

화하고 거리 두기(distancing), 자살 특유의 감정과 인지 발견, 심리교육 자료에 의해 보완된 새 인지적 도식(cognitive schemata) 개발

- 장기적인 목표, 개인적인 경고신호 및 미래의 자살위기에 대한 안전 전략들을 글로 쓰기
- 안전 전략의 점검과 강화를 목표로 최근 자살 위기를 비디오 촉발을 통하여 재노출
- 개인적인 초기 경고신호와 개별화된 안전 방법들이 적힌 신용카드 크기의 리스트
- 2년간 정기적인 서신을 통하여 환자와 꾸준하게 연락 유지

ASSIP은 행위이론, 인지행동치료, 애착이론(attachment theory)을 통합하였다. 핵심 개념인 자살환자에 대한 행위이론적 접근은, '안전지대(secure base)'로써 치료 동맹(therapeutic alliance)을 수립해서(Bowlby, 1980; Holmes, 2001), 4회기 치료 후 정기적인 연락의 효과를 강화할 것이다. ASSIP은 단독치료보다는 자살 환자에게 통상적인 임상적 관리와 추적 치료에 부가 치료로 제공되어야 한다.

2 자살과 자살시도

2.1 정의

자살은 의도적으로 자신을 죽이는 행동이다. 이러한 정의는 음독, 목맴, 총격 등의 의도적인 행동들과 신부전증 환자가 투석을 거부하는 것 등과 같은 생명유지 조치를 하지 않는 행동도 포함한다. 자살을 '의지적(willed)' 행동으로 보는 개념은 자살과 정신장애가 밀접한 관련이 있을 뿐만 아니라(Barraclough, Bunch, Nelson,& Sainsbury, 1974; Isomets et al, 1995). 자살 위기 동안 마치 최면상태에 있는 것처럼 정상적인 정신상태에서 벗어나 있었다는 자살시도자들의 보고와(Orbach, 1994) 대조적이다. 소위 이성적인 자살이란(rational suicide) 건강한 정신을 가진 사람이 이성적으로 결정한 것으로 정의할 수 있는데, 이런 사례가 있다고 하더라도, 보통은 드문 예외적인 경우라고 간주된다(Dörner, 1993).

*자살시도*는 어윈 스텐겔(Erwin Stengel, 1964)에 의하면 자살하는 사람이 자신이 살아날 수 있을지 알 수 없는 한정된 짧은 시간 동안 자신에게 의도적으로 해를 입히는 행동으로 정의할 수 있다. 스텐겔은 자살시도는 죽고자 하는 국한된 의도가 있는 준자살(parasuicide) 또는 준자살 행동(parasuicidal act)라고 하였다. 빌헬름 포이어라인(Wilhelm Feuerlein, 1971)은 자해(self-harm)를 심각성(seriousness)과 동기(motives)를 기준으로 구분을 하

기 위하여 *parasuicidal pause*(견딜 수 없는 상황에 대한 중단)과 *parasuicidal gesture*(의사소통 또는 드러내려는 측면에서)라는 용어를 사용하였다. 자살과 자살시도에 관한 WHO/EURO의 다기관 연구는(Platt et al., 1992) 자살시도를 다음과 같이 정의하였다.

> 타인의 개입이 없는 상태에서 자신 스스로 비습관적이며 의도적으로 자해를 유발하거나, 고의로 처방 용량이나 일반적인 치료 용량을 초과하는 약물을 복용하는 행동으로서, 실제로 또는 예상되는 신체적인 결과들이 개인이 원하는 죽음에 이를 것을 인지하고 있고 죽음을 목표로 행동하였으나 결과적으로는 사망하지 않은 상태를 말한다(p. 99).

WHO 실무팀은 자살시도의 정의를 생명을 위협하는 모든 행동 영역을 포함시키려고 하였다(WHO, 1986). 거식증과 물질남용과 같이 장기간 지속되는 자해 행동은 WHO 정의에서 제외되었다.

실버만 등(Silverman et al., 2007)은 자살시도를 '스스로 유발한, 죽을 수 있다는 근거(암묵적이든 드러난 것이든)와 신체 손상을 일으킬 가능성이 있으나, 결과적으로 사망하지 않은 행동'이라고 정의하였다. 자살시도 용어는 독일어를 사용하는 나라와 북미에서 흔히 사용된다. 반면 영국은 *자해(self-harm), 의도된 자해(deliberate self-harm), 준자살행동(parasuicide)* 등과 같이 치명적이지 않은 자기 손상의 모든 유형을 포괄하는 용어를 선호한다. 자살시도는 보통 최소한이라도 죽음의 의도가 있는 자해 삽화를 포함한다. 자해(self-injury)는 감정조절 목적의 습관적인 자해에서부터 높은 자살의도가 있는 심각한 자살시도까지 광범위한 영역을 포함하는 용어이다. 심각한 자살의도(seriousness of intent)와 추정되는 자살의도(assumed intent)를 구분하는 것은 어렵다(그리고 독일어 사용권에서는 보통 구분하지 않는다). 자살의도는 종종 양가적인 특성을 가지거나 심지어는 은폐되기도 한다. 종종 그 목표는 변화의 시작, 즉 견디기 힘든 상황으로부터 벗어나고, 안정 상태를 찾으며, 압도적인 정신적 및 감정적인 고통을 끝내고, 자신의 고통에 집중하기 위한 것일 뿐만 아니라, 견디기 힘들어진 삶을 끝내고자 하는 욕구일 것이다(Bronisxh & Wolfersdorf, 2002; Hjelmelane & Hawton, 2004). 자살을 하나의 선택 사항으로 고려하는 사람들 대부분은 자살시도를 하지 않는다. 인구기반 연구(population-based study)에서 연구시작

시점에 자살사고가 있었던 사람들 중 단지 7.4%에서 조사 이후 2년 기간에 자살시도가 있었다고 보고하였다(ten Have et al., 2009).

'자살시도' 뜻은 이 책에서 사용하는 바와 같이, 최소한이라도 죽으려는 의도가 있는 자해를 포함시키지만, 경계성 인격장애에서 전형적으로 나타나는 습관적인 자해는 제외한다. 자살 행동은 자살과 자살시도를 포함한다. 여기서 자살경향성은 개인이 자신의 행동에 따른 결과로서 발생 가능한 죽음을 받아들이는 생각과 행동 방식들을 말한다(Manfred Wolfersdorf, 2000에 근거함).

내적 귀인과 외적 귀인(Internal and External Attributions)

사람들은 타인의 행동을 설명할 때 귀속된 특성(귀인)으로 설명한다(행동의 원인과 결과를 설명하는). 만약 특정행동의 원인을 그 사람의 내면에서 찾으려고 한다면, 이를 내적 귀인이라고 한다. 만약 외적인 사건이 특정 행동을 유발한 책임이 있다고 가정한다면 이는 외적 귀인이다(Heider, 1958). 외부인으로서 우리는 보통 타인의 행동을 설명하는데 필요한 정보를 단편적인 부분만 알고 있다. 더 이상 그 사람에게 질문할 수 없는, 자살사망의 경우에 특히 더 그렇다. 외적 귀인은 타인의 행동을 설명하기 위하여 만들어진 이론과 모델에 근거를 두고 있다.

예를 들어, 언론 보도들이 청소년 자살을 학교에서의 낮은 성적으로 설명하려는 경우("학교에서 성적 부진: 자살!"), 자살에 이르는 기전을 지나치게 단순화시킨 것일 뿐만 아니라, 단순하고 선정적인 모델을 제공함으로써 모방 자살을 유발할 수 있다. 의학 모델은 특히 외적 귀인을 사용하는 경향이 있는데, 이는 병리적인 원인을 찾는 의학적인 특성과 자살의 원인으로 정신 질환을 강조하고 있기 때문이다.

버스(Buss, 1970)는 타인의 설명과 행동을 한 사람 자신의 설명과는 근본적인 차이점이 있다고 주장하였다. 외부 관찰자는 원인을("왜") 발견하고 설명하려는 경향이 있다. 예를 들어 "Mr.B 가 실직을 하여 자살을 했다."라고 한다. 이와는 대조적으로 개인(자살시도자 또는 자살 사망자들의 유서)은 일반적으로 자신의 행동을 동기 또는 의도로서 설명한다. 원인(cause)이 아닌 이유(reason)이다. 예를 들면 "그 당시에는 참기 힘든 정신적 고통을 끝낼

계속

수 있는 유일하고 가능한 방법은 자살이라고 보았다."는 것이다.

자살 연구에 따르면, 사람 중심의 설명 모델(explanatory models)을 찾는 한가지 방법은 자살 노트 연구와(Leenaars, 1988) 심리부검을 통하는 것이다. 심리부검은 가족구성원, 친척 또는 친구 대상의 체계적인 면담과 의료종사자를 통하여 사망자에 대한 모든 이용 가능한 정보를 수집하는 것을 포함한다. 이외에도 확인 가능한 의료 및 정신과 기록, 기타 문서, 법 의학 검사 정보들을 수집한다.

2.2 역학(Epidemiology)

2.2.1 자살

전세계적으로 매년 약 90만명의 사람들이 자살로 사망한다고 추정되고 있다(Lopes, Mathers, Ezzati, Jamison, & Murray, 2006). 지구상에서 자살은 15-44세 연령에서 사망원인 중 3위이고, 15-29세 연령에서는 사망원인 중 2위이다(WHO, 2014b). 국가별 자살률은 차이가 크다[그림 1].

미국의 경우 2011년에 자살이 사망 원인 중 10위로서, 매년 39,000명 이상이 자살로 죽고(McIntosh & Drapeau, 2014), 가족구성원, 친구들, 이웃들, 동료들을 포함한 더 많은 사람들에게 영향을 미치고 있다는 것을 의미한다. 유럽연합에서는 매년 58,000명 이상이 자살로 사망한다(WHO, 2013). 예방을 위한 노력들이 늘어나고 있음에도 불구하고 자살률은 증가하고 있어(WHO, 2014a), WHO는 2020년에는 대략 153만명이 자살로 사망할 것이라고 추정하였다. 자살률이 가장 높은 국가들은 에스토니아(Estonia) 라트비아(Latvia), 리투아니아(Lithuania) 같은 동유럽에 속해 있다. 그리고 이보다 낮은 자살률은 보이는 국가들은 핀란드(Finland), 헝가리(Hungary), 러시아 연방(Russian Federation) 등이다. 남성의 자살률이 3.6:1 비율로 지속적으로 여성보다 상대적으로 높다. 유일하게 예외적인 경우는

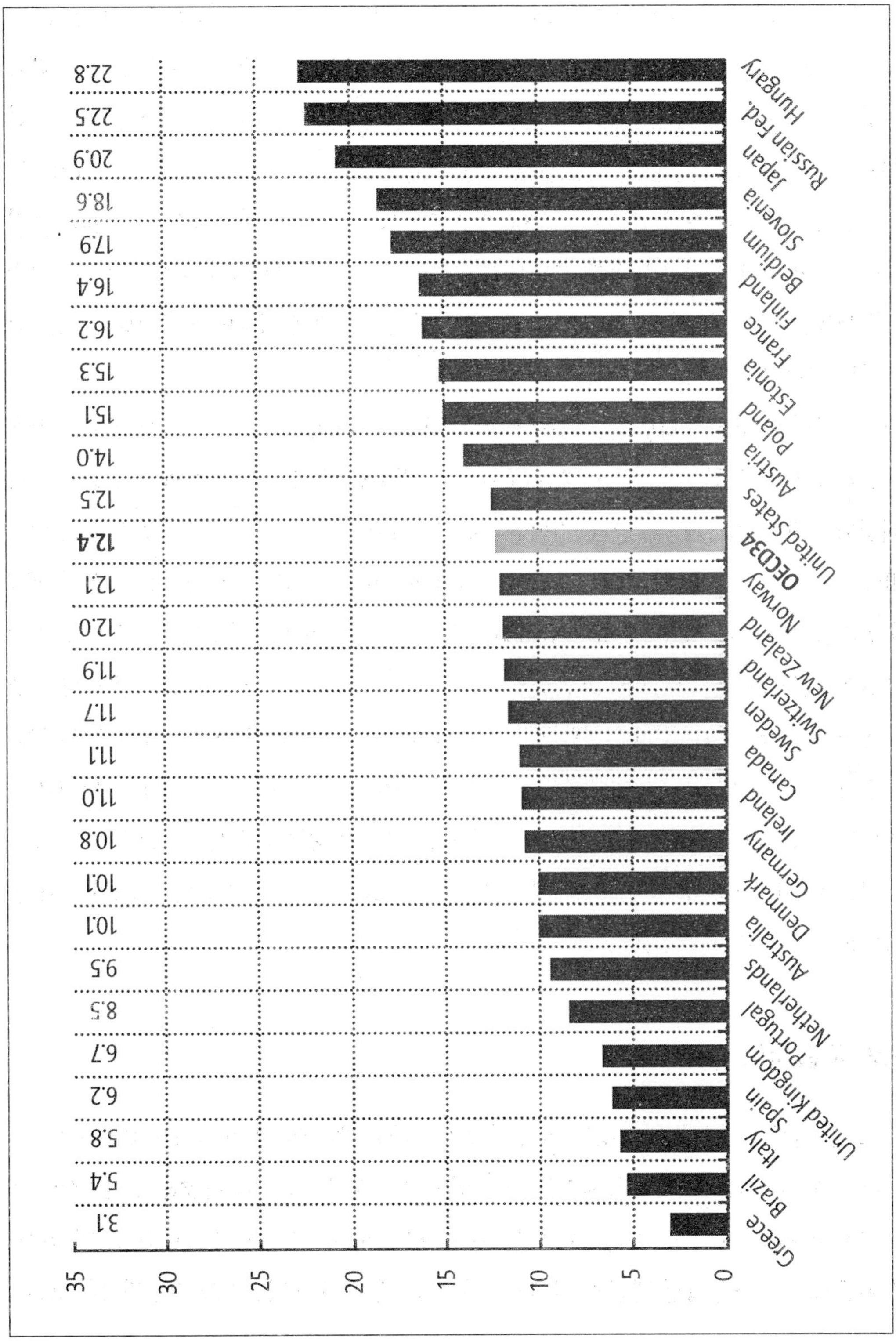

[그림 1] 10만 명당 연령별 자살률. OECD 자료근거(2013)

중국인데 여성의 자살률이 남성보다 높고, 특히 농촌지역에서 더 두드러진다(Phillips, Li, & Zhang 2002). 연령이 증가할수록 자살률이 증가하는 경향이 있고, 남성에서 더 그렇다.

스위스(Switzerland)는 자살 사망자가 도로사고 사망자보다 3배 정도 높다. 주요 자살 방법은 목맴(30%), 총기사용(25%), 음독(14%) 순서이다. 전체 자살사망의 75%를 차지하는 남성들은 더 치명적인 자살 방법을 선택하는 경향이 있다. 국가간 비교에서, 스위스는 특히 총격으로 인한 자살이 가장 많은데, 이는 민병대(militia army)에 제공되는 총기들을 광범위하게 사용할 수 있고, 전통적으로 각 군인들이 개인용 무기를 가정에서 보관할 수 있도록 하는 것과 연관이 있다.

라이쉬 등(Reisch, Steffen, Habenstein & Tschacher, 2013)은 스위스 군대가 가정에서 총기를 보유하도록 전략을 변경한 것이 남성 자살률 특히 총기 자살에 영향을 주었다고 하였다. 일반적으로 총기 관리법(gun laws)은 자살률에 영향을 주는 중요한 요인이다(Miller, Azrael, Hepburn, Hemenway, & Lippmann, 2006). 미국에서는 자살의 50%에서 총기를 사용한다(McIntosh& Drapeau, 2014). 핵심 부분은 가정에서 소유하는 총기의 비율이다(Ajdacic-Gross et al., 2006). 뉴질랜드(New Zealand)는 총기 접근과 보관의 제한을 포함하는 새로운 총기관리 법안을 도입하면서 총기 관련 자살이 눈에 띄게 감소하는 결과를 얻었다(Beautrais, Fergusson,& Horwood, 2006). 진통제 포장 단위 숫자를 줄이기(Hawton et al., 2001), 추락가능성이 있는 장소에 장벽을 치는 것-소위 자살로 유명한 장소(suicide hotspot) 등 기타 예방 전략들이 효과가 있다고 입증되었다(Beautrais, 2001; Reisch & Michel, 2005).

2.2.2 자살시도

자살시도는 자살사망보다 25배 정도 더 많이 발생한다고 알려져 있다(Goldsmith, Pellmar, Kleinma, & Bunny, 2002). 국제적인 비교 연구에서 자살시도율과 자살률의 연관성이 입증되었다(Hawton et al., 1998). 자살시도는 막대한 건강관리 비용이 들어간다. 미국에서 자살 행동으로 인한 응급실 방문과 입원치료가 매년 백만 건을 넘는다고 추산된다(Hoyert,

Kung,& Smith, 2005). 2009년과 2010년 미국에서 시행한 조사에 따르면 약 860 만명으로 추정되는 성인이 조사 전 일년기간 동안 자살을 심각하게 고려한 것으로 나타났다. 녹 등(Nock et al., 2008)이 시행한 17개 국가에서의 설문조사 결과, 자살 사고가 있는 경우 향후 자살시도를 할 확률이 29%이고, 자살 계획을 가지고 있을 경우는 56%로 나타났다. 케슬러 등(Kessler, Borges, Walters, 1999)은 자살 계획이 있을 때 일생동안 자살시도를 할 확률이 72%라고 하였다.

베른에 위치한 WHO/EURO, 다기관 연구 협력센터에서 발표한 자살 행동 연구자료에 의하면, 스위스에서 자살 행동이 연간 십만 명당 105명이고 여성(57%)이 남성보다 약간 높게 나타났다(Reisch, Steffen, Maillart, & Michel 2010). 위험성이 가장 높은 연령은 20-29세이다. 42%가 자살시도 기왕력이 있었다. 음독이 가장 흔한 방법이고, 상처내기(cutting), 높은 곳에서 투신의 순서로 많았다.

2.2.3 자살 행동의 위험요인과 보호요인

위험요인은 일반적으로 만성적이지만 반드시 자살 행동에 임박한 위험요인으로 작용하는 것은 아니다. 반면 *경고 신호(warning signs)*는 자살 행동의 급박한 위험을 나타내는 급성 요인(acute factors)이므로 즉각적인 중재가 필요하다(Rudd et al., 2006). 많은 자살 사망이 예방할 수 있었다는 점에 대하여 대부분 의견 일치가 있으나, 개인 차원에서 자살 행동을 예측하고 자살을 예방하는 것은 여전히 어려운 일이다.

*자살시도*는 자살 및 다른 원인에 의한 높은 사망 위험과 연관된다(Beautrais, 2004). 자살시도는 자살의 가장 중요한 단일 위험 요인이다(Harris & Baraclough, 1997; Hawton, Zahl, & Weartherall, 2003). 자살시도 후 위험성이 수십 년간 높은 상태로 유지되고, 첫 일년 기간에 자살 위험성이 가장 높다(Jenkins et al., 2002; Runeson, 2002; Suominen et al., 2004). 자살시도 기왕력이 있는 사람이 재시도를 할 가능성 또한 높다. 체계적 고찰 연구에 따르면 자살시도자의 평균 16%(12-25% 범위)에서 자살시도 후 첫 일년 내에 재시도를 하며, 첫 3개월 이내에 자살시도 위험성이 가장 높다고 한다(Schmidtke, et al., 1996;

Owens Horrocks & House, 2002). WHO/EURO 다기관 연구 결과, 42%의 남성, 45%의 여성이 자살시도의 기왕력을 가지고 있었다(Schmidtke, et al., 1996). 10년 기간 동안 자살시도로 입원치료를 받은 사람들 중 28.1%가 추가적인 시도로 재입원을 하였고, 4.6%는 자살로 생을 마쳤다(Gigg, Beautrain, & Fergusson, 2005). 이러한 연구 결과들은 자살시도로 입원치료를 받은 사람들은 향후 자살 행동 위험성이 높을 뿐만 아니라, 위험성이 지속되며, 예후가 좋지 않다는 것을 말해준다. 그들은 단기 위기개입과 장기간 관찰(surveillance) 및 관리가 필요한 식별하기 쉬운 사람들 집단이다.

*정신질환*은 중요한 위험 요인이며, 정동장애(affective disorders), 불안장애(Anxiety disorders), 정신증(psychosis), 그리고 인격장애(personality disorders)에서 빈번하다(Beautrais, 2000; Harris & Barraclough, 1997). 정동장애는 자살의 50-70%에서 나타난다(Clayton, 1983). 양극성 장애 환자의 25-50%가 최소 한 번의 자살시도를 하고(Goodwin & Jamison, 1990). 일생 동안 자살 위험도는 15%이다(Bostwick & Pantratz, 2000). 우울증 환자들은 일반적으로 스스로를 부정적으로 인식하고 수치심과 죄책감의 영향을 받기 쉽다. 그들은 사회적으로 위축되는 경향이 있고 타인을 신뢰하는 데 어려움을 가지고 있는데, 이러한 특성들은 자살위험을 증가시킬 것이다. 중증 신체 질환에서도 자살위험이 증가한다. 많게는 50%에 이르는 자살시도자(특히 노인 환자에서)들이 신체 질환과 연관이 있으며, 자주 만성 통증이나 장애(disability)와 관련되어 있다.

*특정 인구학적 요인들*이 자살위험을 증가시킨다. 자살률은 일반적으로 남성이 여성보다 높으나, 국가마다 남성 대비 여성 비율에는 차이가 크다. 자살시도는 청소년과 젊은 성인에서 가장 높은 반면(Armin, Schmidtke, Sell Wohner, Löhr, & Tatsek, 2005), 연령이 증가할 수록 자살사망의 위험 요인이 된다(Bertolote & Fleischman, 2002). WHO/EURO 다기관 연구에 의하면, 독신, 고립, 이혼 또는 사별 상태는 높은 자살시도율과 관련이 있다. 그 외 위험요인으로 무직과 최근 생활환경 변화가 포함된다.

*개인적인 요인들(individual factors)*은 개인 삶의 일대기와 관련이 있다. 성학대, 신체학대, 가정폭력, 정서적 방임, 상실 등 어린 시절 외상성 경험들은 성인기의 자살 행동과 연관이 있다(Bruffacerts et al., 2010). 이혼, 별거, 실직, 학업실패 등과 같은 스트레스

생활사건들은 자살 행동을 촉발할 것이다. 자살의 스트레스-체질 모델(stress-diathesis model)은 정신질환, 가족력, 유전적 요소, 아동기의 부정적 경험과 상실, 실패, 거절 등의 급성 심리사회적 위기들을 취약 요인(vulnerability factors)으로 간주하였다(Mann, Waternaux, Hass, & Malone, 1999). 최근 후생 유전학(epigenetics) 개념은 생물학적 취약성과 심리적 취약성 간의 교량을 설명하였다. 즉 초기 스트레스 경험이 시상하부-뇌하수체 부신축(Hypothalamic-Pituitary-Adrenal axis; HPA axis) 조절에 관여하는 유전자 발현의 변화와 스트레스 체계의 기능장애를 장기간 유발할 수 있다는 것이다. 후생 유전학적 요인들은 스트레스 생활 사건들에 대한 회복탄력성(resilience)[2] 저하와 관련이 있다(Labonte & Turecki, 2010; Roy, Sarchiapone, & Carli, 2007). 또한 충동성 높은 사람은 자살 충동을 행동화하는 경향이 더 높다(Brent et al., 1994).

자살에 대한 언론 보도는, '베르테르 효과(Werther effect)[3]'라고 알려진 영향력으로 자살 행동 빈도에 영향을 미칠 수 있다. 이 현상은 사회학습(social learning) 개념으로 이해할 수 있다(Bandura & Walters 1963). 특별히 유명 인사들의 자살에 관한 선정적인 언론 보도는 모방 자살을 유발한다(Schmidtke & Schaller, 2000). 게다가 자살 유명장소에 대한 과도한 보도는 자살 행위를 증가시킬 수 있다.

*보호요인*들도 알려져 있다. 결혼상태 또는 자녀가 있을 때 보호요인이 될 수 있다(Heikkinen, Isometsa, Marttunen, & Aro, 1995). 사회기술, 의사소통 기술, 자신감, 도움요청 능력 또는 좋은 대처 전략이 보호요인이 될 수 있다. 삶을 중요시하는 관점(Life-oriented perspectives)은 개인적으로나 일에 있어서, 높은 정서적 및 사회적 지지 체계와 연결된 건강한 사회 네트워크와 비슷하게 보호요인이 된다. 종교 활동에 참여하는 것도 보호요인이다(Kleiman & Liu, 2014; Stack, 1983). 사회 문화적 요인으로는, 예를 들어 중산층이나 상류계층에 해당될 때, 낮은 자살 및 자살시도율과 관련이 있다(Bronisch, 2008).

2) 개인과 사회적으로 제공된 자원들에 의하여 위기를 극복할 수 있는 능력 그리고 위기를 성장의 자극제로 활용할 수 있는 능력으로 정의한다(Comer & Satory 1995).

3) Werther effect 는 미디어 연구분야에서 유명인사 자살의 모방효과가 일반인구에 나타나는 현상을 설명하는 용어이다. 이는 1774년 발표된 괴테의 소설 The Sorrow of Young Werther 로부터 유래되었고 자살모방의 급증에 영향을 주었다고 알려져 있다.

2.3 자살 행동의 모델

자살 행동을 설명하기 위한 여러 모델들이 개발되었다. 본질적으로 이들은 *의학적, 생물학적, 사회 문화적, 그리고 심리학적 모델*로 구분할 수 있다. 하지만 이중 어떤 것도 종합적이라고 할 수 있는 것은 없다.

2.3.1 의학적 모델

의학적인 관점에서 볼 때, 자살과 자살시도는 정신 질환의 결과이다. 이것은 자살에 대한 다양한 후향적 연구 결과에 의해 입증되었는데, 자살 사례의 93%에서 95%가 정신과적 진단 기준을 충족하는 증상을 가지고 있었다(Conwell et al., 1996; Harris & Barraclough, 1997; Robins, Murphy Wilkinson, Gassner, & Kayes, 1959). 정동 장애는 50%에서 70%의 자살 사망의 원인으로 밝혀졌으며, 약물 남용, 인격 장애, 조현병이 그 뒤를 이었다(Clayton, 1983). 자살시도의 경우는 양상이 좀 다르다. 심각한 의학적 상태가 되는 자살 행동으로 입원하는 환자의 정신 병리학적 특성은 자살에 성공한 경우와 비교적 유사하지만, 자살시도자, 특히, 청소년과 청년의 경우에는 주요우울증의 빈도는 낮았다(Gibb et al., 2005; Michel, 1988). 젊은이들에서 자살시도는 급성 스트레스 반응과 흔히 관련이 있는데, 예를 들어, 대인관계 문제에 의해 촉발되는 것과 같은 것이다.

의학적 모델은 소위 고틀랜드 연구(Gotland study)를 통해 그 근거가 비롯되었다. 이 연구에서, 스웨덴 고틀랜드 섬의 개업의들은 우울증을 진단하고 치료하는 특별한 훈련을 받았다. 이후 수년에 걸쳐, 스웨덴 본토와 비교하였을 때 자살률은 현저하게 감소했는데, 안타깝게도 이 연구는 재연되지 못했다(2.6장 참고).

임상 경험에 따르면, 흔히 우울증의 증상은 인지되지 않고(Freeling, Rao, Paykel, Sireling, & Burton, 1985), 그 결과 환자들이 적절한(그리고 생명을 살릴 수 있는) 항우울제 치료를 받지 못하고 있다. 자살한 사람들에서 항우울제 처방율이 놀랄 정도로 낮다는 초기 연구결과를 여러 연구들에서도 다시 확인할 수 있었는데, 임상의들에 대한 우울증

진단 및 치료 훈련에 큰 노력을 들이는데도 불구하고, 문제는 크게 변하지 않은 채 그대로 있다(Isacsson, Holmgren, Wasserman, & Bergman, 1994; Isometsã, Henriksson, Heikkinen, Aro, & Lonnqvist, 1994). 우울증 진단률이 낮은 한가지 이유는 우울증의 징후가 종종 명확하지 않기 때문이다. 신체적인 증상이 우울증의 전형적인 증상을 가리고 있을 수도 있다. 통증, 자율신경계 증상, 그리고 위장 증상도 우울증 환자들에게 흔하다(Lin, Von Korff, & Wagner, 1989).

우울증의 전형적인 증상

- 지속적인 슬픔 또는 저하된 기분
- 즐거움의 상실
- 흥미의 상실
- 집중력 또는 의사 결정력 부족
- 자신감 부족
- 죄책감 또는 자책
- 사회적 철수
- 무망감
- 자살 사고 또는 행동
- 수면 장애(일찍 깨어남)
- 피로 또는 낮은 에너지
- 식욕 상실; 또는(드물게) 식욕 증진
- 체중 감소
- 성욕 상실
- 정신 운동 지체 또는 초조
- 두통 또는 요통, 가슴 두근거림, 위장 장애, 호흡 곤란과 같은 신체적 증상

계속

증상의 심한 정도에 따라, 우울 삽화는 경도, 중등도, 또는 중증으로 분류된다. 경도 우울증의 경우, 환자는 대개 몸이 좋지 않다고 느끼지만, 약간의 기능 손상에도 불구하고 여전히 개인적이고 전문적인 책무를 수행할 수 있다. 중등도 우울증에서는, 가정과 직장에서의 일상적인 일에 대처하는 데도 어려움을 겪으며, 중증의 우울증에서는 심각한 기능 장애를 겪게 될 수 있다. 중증 우울증 삽화는 죄책 망상, 빈곤 망상이나 비난하고 비방하는 목소리를 듣는 등 정신병적 증상이 동반되기도 한다.
국제질병분류(개정판 10, 2011b)에서 채택함.

전통적인 생의학적 모델은 "시스템의 결함"의 결과로 병리가 생긴다고 가정하는 인과 관계 모델이다. 최근 수년 동안, 우울증을 자살 예방의 주된 초점으로 보는 관점이 의문시되어 왔다(Nock, Hwang, Sampson, & Kessler, 2010). 리네한(Linehan, 2008)은 정신장애의 증상을 줄이는 것이 자살시도나 자살의 발생을 줄이기에 충분하지 않다고 주장했다. 임상 경험에 따르면, 전반적인 정신 질환, 특히 우울증은 자살의 위험요인으로 잘 확립되어 있지만, 자살자들의 심리 치료에서는 자살과 자살시도를 단지 정신 질환의 증상으로 보는 것이 도움이 되지는 않는다.

2.3.2 생물학적 모델

생애 초기에 반복적으로 스트레스에 노출되면, 생리, 인지 그리고 환경에 대한 개인의 정서적 반응에 지속적인 변화를 일으킬 수 있다. 스트레스 시스템과 우울증 및 자살과의 연관성은 오랜 동안 알려져 왔다. 특히, 스트레스 호르몬인 아드레날린과 코티졸을 조절하는 시상하부뇌하수체부신계(HPA Axis)의 기능과 관련이 있다[그림 2]. 이 시스템은 소위 투쟁-도주 반응이라고 알려져 있는데, 항상성에 위협이 되는 상황에 반응한다(Cannon, 1929). 인간에서는 생명을 위협할 정도의 외부적 위험이 유발 상황으로 작용하는 경우는 드물게 일어나는 편인데, 일반적으로는 스트레스를 유발하는 심리적 및 심리사회적인 경험이 유발 요인으로 작용한다. 이것은 코르티코트로핀 분비호르몬(CRH)을 증가시키고, 연이어 부신피질자극호르몬(ACTH) 분비를 유발하며, 이것은 다시 부신을 자극하여 코티졸(cortisol)을 생산하게 한다. 코티졸은 해마(hippocampus)에서 글루코코르티코이드 수용체에 결합되는데, 이것은 일반적으로 되먹임 기전으로 작용하여 시상하부뇌하수체부신계를 억제하는 효과가 있다. 이 작용기전은 스트레스 시스템의 기능장애가 있는 개인에서 코르티코트로핀 분비호르몬의 과반응성과 시상하부뇌하수체부신계의 과활성을 유발한다.

시상하부뇌하수체부신계 기능은 덱사메타손(dexamethasone) 억제 검사로 확인할 수 있다. 덱사메타손 투여 후 코티솔 농도가 낮아지지 않는 우울증 환자는 자살 위험이 높다(Coryell & Schlesser, 2001). 생애 초기 부정적인 생활 사건들은 장기간 시상하부뇌하수체부신계의 과활성화를 유발하는데, 우울증, 불안 장애 및 자살과 관련이 있다(Heim

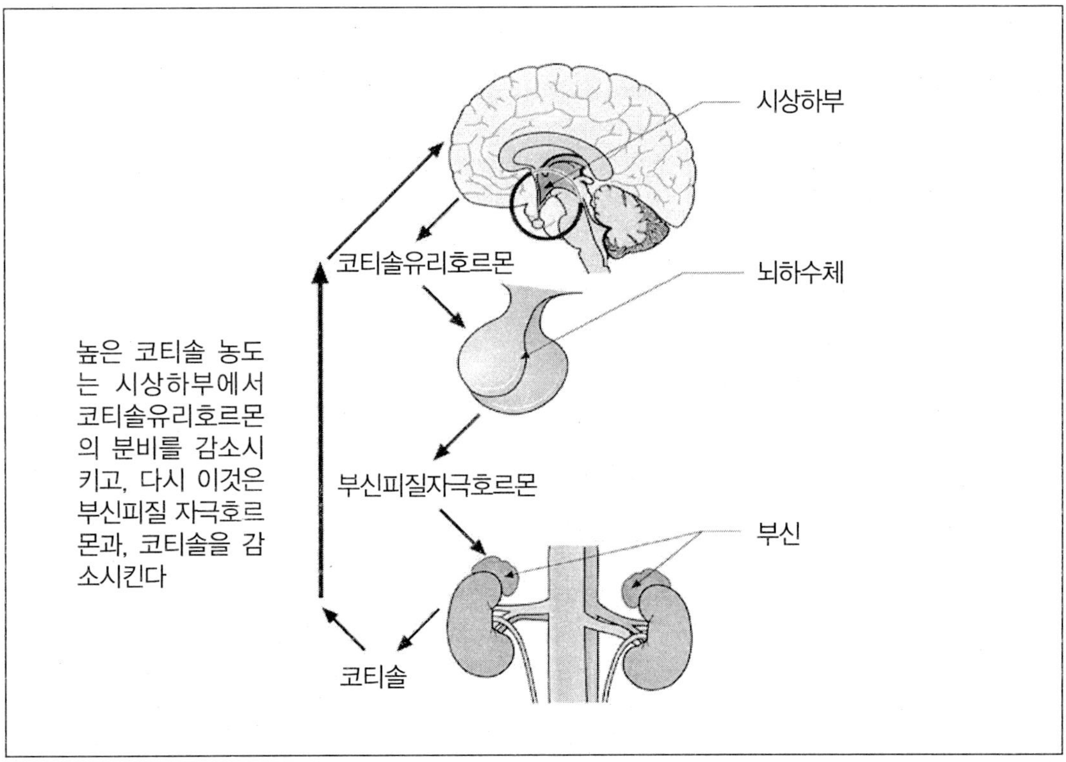

[그림 2] 뇌의 글루코코르티코이드 수용체를 통한 되먹임 조절을 하는 시상하부뇌하수체부신계.

et al., 2009; Labonte& Turecki, 2010). 그러한 후생유전학(epigenetics)과 관련된 주요 기전은 글루코코르티코이드 수용체 유전자의 발현을 막는 장기적 메틸화(long-term methylation)이다. 이것은 자살로 사망한 사람들과 생애 초기 역경이 있었던 개인들을 대상으로 한 연구에서 입증되었다(McGowan et al., 2009).

스트레스 시스템은 충동 억제에서 중심적인 역할을 하는 세로토닌 신경전달물질 시스템과 기능적으로 연결되어 있다. 많은 연구가 세로토닌의 뇌 가용성 감소와 자살 행동 사이의 연관성을 밝혔다(Arango, Underwood, Gubbi, & Mann, 1995; Asberg, 1997). 비록 세로토닌 대사 장애는 우울증과 관련이 있지만, 자살과의 연관성은 우울증의 진단과는 독립적인 것으로 보인다. 게다가, 충동성과 공격성은 자살 행동(Dumais et al., 2005) 및 전전두엽 피질에서의 세로토닌 결핍과 관련이 있다(Placidi et al., 2001). 높은 수준의 충동적 공격성과 세로토닌 기능의 이상은 자살 행동의 가족력과 관련이 있다(Brent, Bridge, Johnson, & Connolly, 1996). 연구를 통하여 트립토판 수산화효소(tryptophan hydroxylase) 및 세로토닌 5-HT2A 수용체 유전자와 같은 특정 유전 인자들이 자살 행동과 관련된다는 것이 밝혀졌다. 세로토닌 수송체(serotonin transporter) 유전자의 특정 유전자 변이는 우울증 및 자살시도와 관련이 되었는데, 스트레스를 받는 일상 사건의 수에 의존적으로 다른 위험성을 보여주었다(Arango et al., 2001; Caspi et al., 2003). 자살 위험에 대한 유전자의 영향은 삶의 경험과의 상호 작용이라는 맥락에서 이해되어야 한다(유전 x 환경의 상호작용).

자살과 관련된 세로토닌의 감소는 전전두엽의 기능과 관련이 있다(Oquendo et al., 2003). 전전두엽은 감정 조절과 인지 처리에 중요한 역할을 하는데, 해마와 함께 문제 해결 및 자서전적 기억에 접근하는 기능을 한다. 전전두엽 기능이 손상되면 심리적으로 (1) 주의 편향(attentional biases)으로 인해 좌절 신호를 나타내는 특정한 삶의 사건에 대해 민감성이 증가하고 (2) 문제 해결 능력의 장애가 생겨 덫에 빠졌다는 느낌을 갖게 되며 (3) 삶-지향 관점이 결핍되므로 구조(rescue)될 수 있는 가능성 요인을 잃게 된다(Van Heeringen & Marusic, 2003; Williams &Pollock, 2001). 자살 행동의 병력이 있는 개인에서 저하된 문제 해결 능력은 일종의 성격 특성인데, 이러한 개인은 건강한 개인에 비해 실행 기능(executive function)을 평가하는 심리학적 검사에서 유의하게 나쁜 수행력을 보인다

(Jollant et al., 2005; Williams, Mathews, & MacLeod, 1996). 의사 결정 과정에서 전략을 전환하는 것은 전대상피질(anterior cingulate cortex)과 내측 및 외측 전전두엽(medial and lateral PFC)을 포함하는 뇌연결망과 관련이 있다(Carter, Botvinick, & Cohen, 1999; Paulus et al., 2001).

이런 맥락에서 볼 때, 자살은 손상된 전전두엽 기능으로 인하여 "조치를 취하지만 잘못된 조치를 취하는 것"으로 보인다(Baumeister & Heatherton, 1996). 전대상피질과 전전두엽은 스트레스에 대하여 적응적으로 반응하고 자가 모니터링 하는 데 중요한 역할을 한다(Matthews, Spadoni, Knox, Strigo, & Simmons, 2012).

정신적 고통에 대한 기능적자기공명영상 연구에서 환자들에게 자살 위기시의 기억을 떠올리도록 하였는데 그 결과 자살을 유발하게 했던 정신적 고통을 떠올리는 동안 전두엽 피질 부위에서 신경 활성화가 감소하였고, 이는 사후(postmortem) 연구와 일치하는 결과였다(Reisch, Seifritz, et al., 2010). 이 연구는 또한 개인이 자살 충동을 느끼지 않더라도, 자살 위기를 떠올림으로써 "자살 모드(suicide mode)"라는 자살 상태의 마음이 유발될 수 있다는 것을 보여 주었다. 이러한 결과는 자살 모드가 신경 회로에 저장되어 있고, 따라서 심리학적 상태일 뿐만 아니라 신경생물학적 상태임을 시사한다("자살 모드" 상자 참조).

자살을 시도한 환자들을 치료하는 데 있어 신경생물학적 모델은 환자들이 자살 상태(자살 모드)를 더 쉽게 이해할 수 있게 해 줄 뿐만 아니라, 죄책감과 부끄러움을 줄일 수 있기 때문에 도움이 될 수 있다. 이 경험에 기초하여, 우리는 환자들과의 작업에 생물학적 모델을 포함시켰다(부록 3 "자살은 합리적인 행동이 아닙니다"와 "3.6.3 마지막 3회기" 참고).

2.3.3 사회문화적 모델

프랑스 사회학자 에밀 뒤르켐(Emile Durkheim)은 19세기 이후 여러 유럽 국가에서의 사망원인 통계를 체계적으로 수집하고 그 수치를 분석한 최초의 사람이었다. 그는 자살 행위는 개인이 사회적 통합을 상실한 결과라는 이론을 발전시켰다. 사회적 통합은 이민자들 사이에서 자살의 위험에 영향을 미치는 것으로 밝혀졌다(Wadsworth & Kubrin, 2007). 경기 침

체는 자살률에 영향을 미친다(Platt & Hawton, 2000). 실업은 자살률 증가와 관련이 있지만, 그 관계는 복잡하다. 실업은 종종 정신 질환의 결과인데, 정신질환은 그 자체로 자살 위험 증가와 관련된 요소이다(Platt, 1984).

문화와 사회적 요인들은 의심할 여지없이 자살 행동에 영향을 미친다. 이것은 무엇보다도 유럽의 여러 국가들 사이에서 자살률과 자살 방법이 크게 차이가 나면서 시사되었다. 예를 들어, 헝가리의 높은 자살률은 "자살의 하위 문화(subculture of suicide)"와 관련이 있다(Maris, Berman, & Silverman, 2000). 어떤 자살 방법이 선호되고 가용한지는 문화적인 요인으로 볼 수 있는데, 어떤 사회에서는 총기를 구할 수 있으며(2.2.1 참고) 아시아 국가에서는 번개탄에 의한 자살이 증가하는 것이 예이다(Chan, Yip, Au, & Lee, 2005). 마찬가지로, 자살에 대한 언론 보도는 강력한 문화적 요소를 가지고 있다(Pirkis & Nordentoft, 2011).

2.3.4 심리학적 모델

초기의 모델들은 자살에 이르기까지의 정신내적인 발달(intrapsychic development)에 초점을 맞추었다. 1950년대에, 에르빈 린겔(Erwin Ringel, 1953)은 자살시도자 745명을 검사했고, 이 평가에 기초해 인지적 협소화(cognitive constriction), 공격성의 역전, 자살 환상 또는 비현실로의 도피와 같은 요소를 포함하는 "자살전 증후군(Presuicidal Syndrome)"을 묘사했다. 푈딩거(Pöldinger, 1968)는 자살 위기의 발전에 초점을 맞추어, 다양한 기간의 숙고 단계(comtemplation stage), 양가적 단계(ambivalent phase), 자신으로부터 거리를 두고 통제할 수 있는 능력이 결여된 최종 의사결정 단계(decision phase)를 제안했다. 이러한 모델들은 자살에 대해 심사 숙고하는 것이 대체로 자살 계획을 직접적으로 실현하는 것이 아니라 더 긴 기간에 걸쳐 많은 요인에 의해 영향을 받아(강화되거나 중지되고) 발전한다는 것을 암시했고, 따라서 자살경향성은 양가적 감정이 큰 것을 특징으로 한다고 제시하였다(Wolfersdorf, 2008). 의사 결정 단계에 있을 때 양가적 감정 상태에서 자살로 발전하는 것을 막기 위해 여러 가지 다른 방법으로 치료 관점에서 개입하는 것이 가능하다.

에르빈 린겔(Erwin Ringel,1953)의 자살 전 증후군(Presuicidal syndrome)

자살로 발전하는 특징을 설명하기 위해 에르빈 린겔은 자살 전 증후군의 개념을 개발했다. 자살을 시도한 사람들과의 대화에서, 그는 다음과 같은 특징들을 발견했다.

- 협소화된 사고(자살자들은 자살 외의 대안을 발견하지 못한다)와 행동(사회적 철수, 고립)
- 공격 역전: 공격성이 억제되어 자기 자신을 향한다.
- 자살 환상: 현실도피, 사고 내용이 자살이 유일한 방법이라는 데로 좁게 집중되어 있다.

자살에 대한 대인관계-심리 이론(Joiner, 2005)에서는 사람들이 자살을 하기 위해서는 특정 전제 조건이 필요하다고 이야기한다. 첫째로 자살로 생을 마감하고자 하는 욕구이고, 두 번째는 이를 시행할 수 있는 능력을 말한다. 특정 기간 동안 이러한 두 개의 심리적 상태가 동시에 존재하는 경우 첫 번째 조건이 충족될 것이다: 죽음을 소망하는 상태로 이끄는 정신적 상태인 자신이 부담이 된다는 인식 및 낮은 소속감 또는 사회적 소외감. 자살 사망에 이르려면 통증, 부상, 그리고 죽음을 무서워하지 않는 대담함이 자기 보존 소망을 압도해버리는 것을 필요로 한다. 이것은 한 개인의 삶에서 정신적 고통의 경험이 반복됨으로써 유발될 수 있다. 자살에 대한 이러한 모델에 포함되어 있는 가정은 반복되는 자살 위기와 고통스러운 경험이 개인을 고통과 자해에 대한 두려움에 익숙해지게 만든다는 것이다. 자살 예방에서 조이너(Joiner) 이론이 시사하는 바는 환자가 소속감과 부담감을 어느 정도 지각하는지에 대해 임상가가 관심을 두어야 한다는데 있다.

*심리사회적 발달 모델*은 개인의 인생 이야기의 관점에서 자살을 해석하는데, 해결할 수 없는 어려움, 실패 또는 갈등으로 인한 위기 상황에서 가능한 해결책으로서 자살을 찾게 된다는 것이다. 리치와 동료들(Rich and colleagues, 1991)은 가장 흔한 스트레스 요인은 대인 관계의 갈등, 이별, 거절이었으며, 경제적인 문제와 의학적인 질병은 더 적은 빈도였다는 것을 발견했다. 이런 스트레스 요인들의 빈도는 성인으로 발달해가는 생애 주기에 따라 다르다. 자살시도를 한 대부분의 사람들은 과거에 자살을 하나의 가능성으로서 반복적으로 생각했다고 대답한다. 마리스(Maris, 1982)가 자살 경력(suicide career)이나 자살로의 발전

(development toward suicide)이라는 개념을 사용한 것은 바로 이런 맥락이다. 이 모델은 반복되는 고통스러운 경험은 점점 더 큰 불행한 느낌 또는 임상적 우울증을 유발하고, 이들은 삶은 힘들다는 내재화된 해석을 도출해서 자살 위험을 증가시킨다고 강조한다.

*자살 행동에 대한 환경적 요인*의 영향은 복잡하다. 현재의 자살 모델은 유전적 요인과 환경적 요인 사이의 상호 작용을 강조한다. 환경 요인의 특정한 측면은 자살 행동의 모델에 대한 노출이다. 반두라(Bandura)의 관찰 학습(또는 모방학습, modelling) 이론은 다양한 행동을 설명하는데 사용된다(Bandura&Walters, 1963). 자살 행위의 모방학습 효과는 직접적인(가족 또는 동료의 자살 행동) 또는 간접적인(언론에서의 자살 보도) 것이 될 수 있다. 어린 나이에 가족과 친구들의 자살 행동에 노출되는 것은 자살 행동의 증가와 관련이 있다(Ventrice, Valach, Reisch, & Michel, 2010). 베르테르 효과는 선정적인 미디어 보도의 결과로서 일어나는 모방 자살을 말한다(Phillips, 1974). 예를 들어, 소넥 등(Sonneck et al., 1994)은 비엔나 지하철 자살에 대한 언론 보도의 영향을 발표했다. 슈미트케와 헤프너(Schmidtke and Hafner, 1986)는 "학생의 자살"이라는 TV 시리즈의 영향에 대한 조사에서 상당한 모방효과를 확인했다. 자살 예방을 위한 임상진료에서, 한 개인의 자살 행동에 대한 배후 사정 이야기를 이해하기 위해서는 자살 행동에 대해 배우게 된 출처에 대해 물어보는 것이 중요할 수 있다.

*정신분석학 모델*에서 자살은 대부분 무의식적인 기전에 의해 생기는 것으로 본다. 이 모델은 "애도와 맬랑콜리아(Mourning and Melancholia)"라는 논문에서 자살 행동의 발전에 대해 기술한 지그문트 프로이트(Sigmund Freud, 1917)의 이론을 바탕으로 한 것이다. 이 논문에서 프로이트는 자살을 우울장애와 관련 지어 설명하고 있다. 상실에 대한 두려움 때문에, 우울한 사람은 사랑하는 대상과 증오하는 대상에 동시에 양가적으로 애착하게 된다. 이 대상의 실제 또는 가상의 상실은 바깥으로 향할 수 없는 공격성을 초래하고, 양가적인 대상은 내재화된다. 공격성은 자기에게로 향하게 되고 자기-혐오와 자살 의도로 나타난다. 대상관계의 관점에서 볼 때, 내적 갈등은 다른 사람의 다양한 측면이 내재화됨으로써 발생하며, 임상의는 환자의 자살의 정신역동을 이해하기 위해 노력해야 한다(Bell, 2008). 이 환자들 중 많은 사람들에게는 분리도 친밀함도 불가능하다. 말츠버거와 부이(Maltsberger & Buie,

1974)는 자살 행동으로 이끄는 무의식적인 관계 역동인 "자살 환상(suicide fantasy)"을 밝혀냈다. 자살 환상은 복수와 같은 동기 뿐만 아니라 반대로 공생, 헌신과 충성에 대한 욕구로 특징 지어진다. 자살에 대한 정신분석학적 개념에서는 촉발하는 사건과 내적 갈등(분리 및 상실의 경험, 파트너와의 갈등, 거절)의 상호 작용이 핵심이다. 말츠버거(Maltsberger, 2004)는 자살은 붕괴된 트라우마 상태(traumatic state of disintegration)이며 이러한 과도한 감정에 압도당한 사람에게는 신체에 가해지는 공격이 진정 효과를 가져온다고 주장했다. 손상된 현실 검증력은 일시적인 정신병적 상태로 이해할 수 있다. 자살하려는 사람에게는 자아의 분열과 완전한 붕괴가 일어날 수 있다고 여겨지는데, 이것은 육체적인 죽음보다 훨씬 더 나쁘게 느껴지는 공포이다.

다른 정신분석 학자들은 자살 행동의 주요 원인으로 자기애적 위기(narcissistic crisis)를 꼽는다. 이 이론에서는 자기애적으로 불안정한 자기-조직(self-organization)의 장애가 중요하다. 자기애적 개인은 취약하며 생존의 수단으로 과장된 "거짓 자아(false self)"를 믿고 유지하기 위해 애쓴다. 자살하기 쉬운 사람들의 특징 중 하나는 자기대상(self-object)에 대한 의존인데, 이것은 그들의 정서를 조절하는 것을 돕기 위한 외부적 유지 자원이다(Kohut, 1971). 감정적 위기 상황에서는 가장 사소한 모욕도 "자기애적 파국"으로 경험된다. 이어지는 지배적인 감정은 무가치하다는 것이며 더 이상 아무에게도 중요하지 않다는 것이다.

*애착 이론*은 정신분석학과 진화생물학에 그 기원을 두고 있다. 소아기에 습득한 애착유형(attachment style)은 개인의 감정 조절 능력에 필수적인 역할을 한다(Bowlby, 1977). 매리 에인즈워쓰(Mary Ainsworth, 1989)와 동료들은 네 가지 종류의 애착 패턴을 구분했다: 안정적, 양가적, 회피적, 그리고 혼돈적 애착이다. 안정적 애착 유형을 가진 사람들은 그들 자신과 사회적 관계에 대하여 긍정적인 작동 모델을 개발한다. 그들은 스스로를 존중 받을 가치가 있다고 보는 동시에 다른 사람에 대해 도움이 된다고 하는 정신적 표상을 가지고 있으며, 일반적으로 안정적인 대인관계와 정서적 안정성을 경험하는 경향이 있어 이것이 자살에 대한 안전장치 역할을 한다. 회피적, 양가적, 혼돈적 애착 유형을 가진 성인들은 부정적인 자아상을 지니고 있고 정서적 불안정성의 위험이 크며, 정신 장애와 자살 위기가 촉진

된다. 자살 행동은 각성이 최고조에 달했을 때 일어나며, 견딜 수 없는 정서를 조절하려는 시도로 볼 수도 있다.

애착 연구에서 중요한 결과는 애착의 안정성과 성찰적 기능 사이의 관계에 대한 것인데, 성찰적 기능은 자신과 자신의 어려움에 대해 설득력 있고 일관성 있게 말할 수 있는 능력이다. 그러므로, 애착 이론은 스토리텔링, 이야기 듣기, 그리고 이야기 이해를 위한 틀을 제공하여 정신치료 면담의 핵심을 형성한다(Holmes, 2001). 자살은 개인의 애착 패턴이 붕괴된 결과이다. 위협을 받을 때 의지할 사람이 아무도 없기 때문에, 어떤 사람은 "견딜 수 없는 감정 상태에서 외로움을 느끼며" 극도로 취약해 질 수 있다(Allen, 2011). 죽음은 극심한 정서적 고립보다 더 나은 대안으로 상상될 수 있다.

애착 이론에 기초해, 포나기 등(Fonagy et al., 2004)은 경계성 인격 장애에서 보이는 불안정하고 혼돈적 애착 유형의 결과에 대해 언급했다. 경계선 인격 장애를 가진 사람들은 과도한 스트레스 반응을 보이는 경향이 있고, 이런 맥락에서, 자해와 자살 행동도 보이는 경향이 있다. 베이트만과 포나기(Bateman and Fonagy, 2008)는 이런 행동을 "정신화(mentalizing)"의 결핍 때문으로 보았다. 정신화는 "외부에서 자기 자신을 바라보는 능력과 내부에서 다른 사람을 바라보는 능력"으로 정의된다(Holmes, 2006). 정신화는 생후 5년 동안 형성되어 심리적인 생애 주기에 걸쳐 구체화 되어가는 발달 과정이다. 정신화는, 예를 들어, 임박한 분리 같은 것에 대처하지 못함으로써 유발되는 스트레스 반응 동안 손상되며, 충동적이고 경솔한 행동 경향을 설명해준다. 이런 맥락에서, 자살은 생각과 감정을 "현실"과 구별할 수 있는 능력의 실패인 정신화의 실패로 간주된다(Holmes, 2011).

애착 이론의 핵심 요소는 안전기지(secure base)의 개념이다. 안전 기지는 다음과 같이 보울비(Bowlby)의 양육 개념의 중심 요소이다.

> 안전기지란 부모에 의해 제공되는 것으로, 여기로부터 아이들이나 청소년들은 외부세계로 나아갈 수 있고 나갔다가 다시 돌아왔을 때는 환영 받고, 신체적 정서적 자양분을 받고, 괴로울 때 위로 받고, 겁먹었을 때 안심을 제공받을 거라는 확신을 가지고 돌아올 수 있는 그런 곳이다(Bowlby, 1988, p. 11).

"안전기지"로서의 치료자

안전기지의 개념은 애착 이론의 핵심 요소이다(Bowlby, 1988). 안전기지는 원래 보울비의 육아 개념에서 언급되었다. 이것은 정서적으로 이용 가능하고; 아이들의 필요를 잘 헤아리며; 필요할 때 반응하고, 격려하고, 도울 준비가 되어있으며, 힘들 때마다 편안함을 제공하며, 겁먹었을 때 안심을 줄 수 있는 것으로 특징지어진다. 양육자의 민감성은 필수적이다: 아이는 안전과 독립이 필요하다. 환자에게 생각과 감정을 탐색하고 표현할 수 있는 안전기지를 제공하는 면에서, 치료자의 역할은 아이에게 세상을 탐험할 수 있는 안전기지를 제공하는 어머니와 유사하다(Bowlby, 1988, p. 140). 안전기지 모델에서 애착의 개념은 근본적으로 의존성(dependency)의 개념과 다르다. 애착안정(attachment security)은 민감하고 반응적인 돌봄이 특징이다. 애착모델에서 안정적인 애착을 촉진할 수 있는 반응적인 보호자는 민감하고, 반응성이 빠르고, 일관성이 있고, 신뢰할 수 있고, 심리적 소양을 가진 좋은 치료자에 해당한다(Holmes, 2001, p. 16).

안전기지의 개념은 단기 ASSIP 치료에서 필수적인 역할을 담당한다. 환자의 자살경향성에 대한 치료자의 접근은 이야기 면담으로 시작하는데, 자살 행위로 이끈 기전을 같이 탐색해 나갈 때 치료 동맹의 토대가 된다. 처음 두 회기에서 환자들은 자살 상태와 관련된 고통스러운 감정을 경험하는데, 애착관계의 맥락에서 그들은 더 이상 혼자가 아니며 치료자가 그들을 항상 마음에 두고 있는 것으로 경험하게 된다(Allen, 2011). 이런 경험으로 인하여 비정신화적이고 무력한 자살 상태에 감정적으로 압도되기보다는 감정적인 상태의 한복판에서 정신화할 수 있는 능력을 향상시키는데 도움을 줄 것이다. 자살을 시도한 후에는 다음 자살 행동에 대한 위험이 크게 증가한다는 점을 고려할 때, 얼굴을 맞대고 진행하는 면담 동안 확립된 안전 기지 경험에 기초한 장기적인 "안전 정박지(anchorage)"는 ASSIP의 효과에 대한 중요한 요인으로 간주된다. 안전기지(또는 정박지)의 중요성은 자살시도 1년 후에 ASSIP환자 중 한 명이 쓴 편지에서 발췌된 내용에서 다음과 같이 묘사되고 있다.

당신은 제 보고서를 보고 놀랄 것입니다. 하지만 불행히도 지난 몇 주 동안의 상황은 여전히 저에게 매우 어려웠어요... 절망감은 자살에 대한 생각으로 곧장 이어졌고, 그것은 때때로 며칠 동안 지속되었어요. 이 시기에 당신에게 연락할 수 있다는 가능성만이 제가 이 상황에서 무사히 살아남을 수 있다고 믿게 도와준 유일한 사실이었어요. 그때 이후로 일이 조금 나아져서 지금은 훨씬 더 안정되어 있어요.

애착 이론은 애착 행동이 "요람에서 무덤까지" 인간의 행동을 특징 짓는다고 주장한다. 모든 것이 잘 되어 갈 때, 일반적으로 애착 행동은 명확하게 드러나지 않는다; 그것은 주로 사람의 내적 균형이 위협 받는 순간에 보여진다(존 보울비에 따르면 "재앙의 순간에"). 평생 동안 우리는 새로운 애착 관계를 형성한다. 이러한 관계는 어린이들과 마찬가지로 성인들에게도 같은 기능을 제공한다. 그것들은 편안함과 위로를 주는 안전 기지를 제공하고, 동시에 우리가 자신감을 가지고 세상에서 기능할 수 있도록 해준다. 위협을 느낄 때는 보호를 받기 위해 "안전 기지"에 가까운 사람을 찾게 된다("안전기지로서의 치료자" 글 상자 참고).

*자살의 인지 행동 모델*은 사람들이 삶에서 일어나는 사건에 대해 생각하고 해석하는 방식이 그들의 감정적, 행동적 반응을 초래한다는 인과론적 가정에서 시작된다(Beck, 1976). 일관성 이론(Grawe, 2004)은 개인은 원하는 목표와 현실에 대한 실제 인식 사이에서 조화나 화합을 추구하는 강한 욕구가 있다고 가정한다. 일치(congruence)는 원하는 목표와 현실에 대한 실제 인식 사이의 조화나 화합으로 이해된다. 불일치(incongruence)는 실제 경험(인식)과 목표 사이의 불일치 또는 차이가 나는 경험에서 발생한다. 한 개인이 강력한 불일치 상태에 있을 때 자살이 행동으로 발생한다. 이런 맥락에서 볼 때, 비록 파괴적이기는 하지만, 자살은 늘어나는 불일치에 의해 야기되는 견딜 수 없는 긴장감을 줄이는 한 방법이다. 바우마이스터(Baumeister, 1990)는 삶의 실패와 실망에 대해 자신들을 비난하며, 견딜 수 없게 된 자신으로부터 탈출하는 것이 자살이라고 기술했다. 그 결과는 자기 자신의 인지적 붕괴("해체")이다. 그런 순간에는, 장기적인 관점이 존재하지 않고, 삶이 무의미해 진다. 자신과 자신의 환경, 그리고 미래에 대한 부정적인 인식이 나타난다(인지삼제, cognitive triad).

자살은 특정한 역기능적 인지에서 유래된 것으로 보이는데, 즉, 자신의 경험과 상황을 부정적으로 보고, 문제를 해결하려는 시도가 실패로 끝날 것이라고 믿는 것을 말한다. 스트레스 요인은 내부적(부정적 사고, 기분, 신체 감각)일 수도 있고 외부적(대인 관계의 긴장, 거절, 상실)일 수도 있다. 자살한 사람들은 그들 자신, 그들 주변의 사람들, 그리고 미래에 대한 부정적인 인식을 유지하는 경향이 강하다. 그 결과 절망감을 경험하고, 자살이 이 상황을 바꿀 수 있는 유일한 해결책이라는 확신이 생긴다. 러드 등(Rudd, Joiner, and Rajab, 2001, p. 29)이 기술한 전형적인 역기능적 부정적 인지에는 다음이 포함된다.

- "내 인생은 희망이 없어"
- "난 살 자격이 없어, 난 쓸모 없어"
- "나는 이것을 해결할 수 없어"
- "아무것도 변하지 않아"
- "고통을 더 이상 참을 수가 없어"

역기능적 인지는 평생에 걸쳐 얻어진 도식(schema)으로부터 발전하고, 특정 사건에 의해 자동으로 유발되는 경향이 있다. 자살 행동과 관련된 반복된 감정적 위기는 자살 모드, 즉 인지-정서-행동 반응 패턴의 생성으로 이어질 것이다("자살 모드" 글 상자 참고).

자살 모드(Suicidal Mode)

모드라는 용어는 벡(Beck, 1996)에 의해 도입되었는데, 예외적이고 위협적인 상황에 대처하도록 준비하는 기능을 제공하는 급성 정신 상태를 지칭할 때 사용된다. 모드는 인지, 감정, 생리학적 증상 및 행동 패턴을 포함한다. 네 개의 시스템은 내부적으로(예, 생각, 느낌 또는 이미지로) 또는 외부적으로(상황, 장소, 사람이나 사물) 촉발 될 때 동시에 작동한다. 자살 연구에서, 자살 모드라는 용어는 많은 환자들에 의해 보고된 바와 같이, 갑작스런 자살 상태를 이해하는데 특히 유용한 것으로 밝혀졌다(Rudd, 2000).

정서적으로, 급성 상태는 종종 강한 분노, 불안, 부끄러움, 굴욕 그리고 수치심이 수반되는 정신적 고통으로 보통 경험된다. 급성 자살 상태의 마음에서는 정서적 마비, 신체에 대한 무심함, 신체적 고통에 대한 무관심과 같은 해리 증상이 빈번하게 나타난다(Orbach, 1994).

견딜 수 없는 정신 상태를 종식시킬 어떤 다른 해결책도 발견하지 못하는 가운데, 만연한 절망으로 특징 지어지는, 자살신념체계(suicidal belief system)가 인지를 지배하게 된다(Rudd & Brown, 2011; Rudd et al., 2001). 급성 자살 위기에서는 장기적인 삶의 목표에 집중하지 못하게 된다.

신체 기능이 변경되어, 극심한 스트레스 상태를 반영하게 된다(각성되고, 자율, 운동, 감각시스템의 활성화가 뒤따른다).

계속

행동 체계는 활성화되고, 종종 도피하고자 하는 충동으로 경험된다. 여기에는 계획, 준비 및 자해의 수행과 같은 자살 관련 행동이 포함된다.

자살 모드는 일반적으로 온/오프(ON/OFF)로 작동하며, 갑작스럽게 발생할 수 있다 – 어떤 환자에게는 겉보기에 갑자기 생기는 것처럼 보인다. 자살 모드는 시간 제한이 있다. 치료의 목적 중 하나는 자살을 하고 싶은 사람들이 조기 위험 징후를 인식하고 안전 전략에 따라 정신적 고통에 대처하는 구체적인 기술을 사용할 수 있도록 하는 것이다. 이러한 기술은 전형적인 촉발 상황과 감정 조절에 초점을 맞추어야 한다.

인지행동치료 모델은 적극적이고 참여적인 전문가로서의 치료자의 역할을 강조하는데, 다음과 같은 세가지 분야에 초점을 맞춘다: 증상 관리(위기 해결), 기술 구축 및 인격 개발(Rudd et al., 2001, p. 43). 러드와 동료들(Rudd and colleagues, 2009)들은 자살경향성을 대상으로 한 무작위 임상 시험을 검토하여 효과가 있는 일반적인 치료 요소를 발견했다. 그러한 요소 중 하나는 환자에게 자살에 대한 단순하고 이해하기 쉬운 모델을 제공하는 것이다. 명확하고 일관된 치료 모델은 동기, 헌신 및 전반적인 치료 참여에 대한 긍정적인 영향과 함께 희망을 촉진해 주는 강력한 요소이다.

의사 결정 측면에서, *이중 처리 이론*(dual-processing theory, Epstein, Pacini, Denes-Raj, & Heier, 1996; Stanovich & West, 2000)은 자살 행위를 직관적이고 자동적인 전형적인 시스템 1 처리과정으로 이해한다. 이 의사결정 시스템은 전형적으로 감정적인 맥락 안에서 작동하고, 매우 제한된 증거에 기초하여 성급히 결론을 내리는 경향이 있다. 이 이론은 자살하는 사람들에게는 행동의 인지적 통제를 포함하는 시스템 2의 교정 메커니즘이 자살 행위에 관여하는 시스템 1을 멈추지 못한다는 것을 의미한다(Michel, 2014). 이 모델에서는 자살을 "행동을 취하지만 잘못된 행동을 취하는 것"으로 보았다(Baumeister& Heatherton, 1996).

*행위 이론 모델(action theoretical model)*은 목표와 목표 지향적인 행동이 인간 행동을 이해하는데 중요하다는 개념에 초점을 맞춘다(Carver& Scheier, 1990). 행위 이론, 또

는 목표-지향 행동 이론은 목표의 관점에서 행동을 설명하기 위한 발달론적 시스템 이론을 의미한다(Valach, Young, & Lynam, 2002). 행위는 계획, 조종, 모니터링 및 의사 결정을 수반하는 인지 및 정서적 과정과 관련된다. 이러한 과정은 의식적이거나 무의식적일 수 있다. 행위는 프로젝트와 삶의 경력, 정체성 목표와 같은 중장기 목표 지향적 시스템과 관련이 있다. 행위는 사회적으로 영향을 받고 규제를 받는다(Valach, Michel, Young, & Dey, 2006). 실질적인 용어로 번역하면, 이것은 개인에 대한 친구, 매체 등의 영향을 의미할 수 있고, 또한 치료자나 병원 직원의 영향을 의미할 수 있다.

미셸과 발라흐(Michel and Valach, 1997)는 행위 이론에 근거하여 자살 행동의 모델을 제안했다. 이 모델에서, 자살은 관계-관련 목표(좋은 결혼 생활을 유지하고자 하는)나 일과 관련된 목표(가족들을 부양하기 위해 안정된 수입을 얻고자 하는)와 같은 원래의 삶의 목표에 대한 대안으로 여겨진다. 위기 상황에서, 개인의 자기 평가가 부정적인 경우("나는 실패자야"), 자살은 주관적으로 견딜 수 없는 상황에 대한 가능한 해결책으로 떠오를 수 있다. 이러한 순간에, 자살은 일시적으로 삶-지향적 목표를 대체하는 주된 목표가 될 수 있다. 유발 사건에 대한 감정적인 반응은 에너지 활성제로 작용하여 의도를 최종 행동으로 변환시킬 수 있다(Valach, Young, & Michel, 2011). 자살시도 후에, 삶-지향적 목표들이 곧 다시 살아날 지도 모른다. 예를 들어, 자살을 시도한 후에, 환자가 다음날 아침 직장에 가기를 원하는 것은 드문 일이 아니다. 발달 시스템 이론 모델은 사람들이 다른 사람들의 행동을 이해하는 방법과 사람들이 그들 자신의 행동을 의사 소통하는 방법이 이야기를 통해 이루어진다는 것을 암시한다. 의도를 형성하고 목표를 설정하기 위해서는 목표지향적 과정을 의식적으로 표상화하는 것이 필수적이기 때문에, 개인은 자살 행동 이전의 과정에 대해 설명할 수 있으며, 따라서 자살 행위에 대해 설명할 수 있다(Valach, Michel, Young, & Dey, 2002). 환자의 서사적 이야기는 치료 동맹의 기초를 이룬다(Michel & Valach, 2011). 그것은 환자의 내적 경험을 반영하는 주관적인 설명이다. 환자의 이야기가 없다면, 환자의 자살에 초점을 맞춘 치료는 불가능하거나 제한될 것이다.

2.4 자살 행동의 예방

WHO 정신건강 행동계획 2013-2020(WHO Mental Health Action Plan) (WHO, 2013)에 의하면, WHO 회원국들은 2020년까지 각 나라마다 자살률 10% 감소를 전세계적인 목표로 정하여 실천할 것을 결의하였다. 자살 행동은 매우 복합적인 요인들에 의한 정신건강 문제이다. 그러므로 우울증 대응 동맹(Alliance Against Depression(Nürnberber, Bündnis gegen Depression, http://ww.buendnis-depression.de) 같은 성공적인 예방 프로젝트가 전혀 다른 접근을 하는 것이 놀랍지 않다(Hegerl, Althaus, Schmidtke, & Niklewski, 2006). 이러한 활동은 홍보활동; 우울증과 치료에 대한 일반대중 교육; 언론 보도지침: 교회성직자, 교사, 경찰, 간호사 등 다양한 직역과 협력, 일반의사들과 협력, 환자와 가족지원 등이 포함된다. 자살시도자의 수가 캠페인 2차년도에 놀랍게도 26% 감소하였고, 3차년도에 36% 감소를 나타냈다. 뉘른베르그 연구(Nürnberg study)의 요소들이 이후 우울증 대응 동맹 프로그램들에 채택되었다. 오늘날 이러한 예방 프로그램들은 11개 국가에서 12개 파트너를 포함하는 우울증 대응동맹 유럽연합 프로젝트(EU project European Alliance Against Depression; st Depression(Nürnberber, Bündnis gegen Depression, http://ww.eaad.net)로 지속되고 있다.

자살 예방에 대한 최근 저서들은(Department of Health and Human Service, 2012) 일반 대중(국가, 주, 군, 또는 지역사회)을 목표로 하는 보편적 예방전략(universal prevention strategies), 위험군(정신질환자, 청년, 노인, 군인 등)에 중점을 둔 선택적 전략(selective strategies)과 특별 고위험 그룹(자살 행동 기왕력이 있는 환자들)에 중점을 둔 집중적 전략(indicative strategies) 으로 구분하고 있다.

2.4.1 보편적 전략(Universal Strategies)

보편적 전략에는 건강증진 프로그램(health-promotion program)-예를 들어 공교육(public education)이나 학교기반 자살 인식증진 프로그램-이 있다. 공교육 프로그램의 목표는 정신질환과 자살 행동에 대한 낙인과 차별을 줄이는 데 있다. 왜냐하면 이러한 요인들이 도움을 요청하고 다른 사람들과 스트레스 경험을 함께 나누는 것을 피하도록 만들기 때문이다. 많은 나라들의 지역사회 교육 프로그램들은 우울증에 대한 인식 증진에 초점을 둔다(예: http://ifight depression,com/en/). 일반적인 핵심 메시지는 우울증이 누구에게나 발병할 수 있고, 우울증은 많은 증상으로 나타나며, 우울증은 치료될 수 있다는 것이다. 스코틀랜드의 10개년 국가 전략과 행동계획은 자살 예방에 직접적으로 초점을 맞추었다: Choose Life(http:/www.chooselife.net)는 정신 건강과 웰빙 증진을 위한 국가 프로그램과 정신 질환에 대한 낙인과 차별에 도전하는 캠페인과 연계하고 있다. 일부 캠페인은 특별히 남성에 초점을 둔다. 연구결과와 임상경험에 의하면, 여성과 남성이 우울 증상과 정서적인 위기를 인지하고 표현하는 데 상당한 차이가 있다고 한다. 일반적으로 남성은 우울증 같은 정신건강 문제의 전형적인 징후를 잘 인지하지 못하는 경향이 있다. 이러한 점이 성별에 따라 자살률의 차이를 나타내는 이유들 중 하나일 수 있다.

학교 기반 프로그램들은, 심리적인 문제와 우울증 인식 증진 외에도, 대인관계 문제 해결능력, 자기 자신이나 또래친구를 위한 도움 요청하기, 자존감 증진과 같은 자살 보호요인에 중점을 둔다. 중 · 고등학교에 적절한 보편적 예방 개입의 개요는 골드스미스(Goldsmith et al., 2002, 293쪽)의 자료에서 확인할 수 있다.

그 외 보편적 예방전략으로 *미디어의 자살 보도*가 있다(2.2.3의 베르테르 효과 참고). 이에 대한 연구들은, 뉴스 보도 혹은 영화와 텔레비전에서 가상의 자살 언급이 있을 때 자살이 증가하는 결과를 가져올 수 있다고 한다. 미디어 가이드라인은 미디어의 보도가 자살을 낭만화하거나 정상화(normalize)시켜서는 안 되며, 반면 경고 신호를 인지하고 도움 요청의 중요성에 대한 사실적인 정보가 포함되어야 한다는 점을 강조한다. 정확하고 책임감 있게 자살 및 관련 이슈들(예: 정신 및 물질 사용 장애, 폭력)을 기사화하는 것이 얼마나 중요한지를 언론에 근거 정보를 제공하는 것이 중요하다. 스위스에서는 언론의 지침 이행이 자살 보도에 영향을 주었고, 결과적으로 덜 선정적이고 좀 더 양질의 기사를 작성하게 되었다(Michel, Frey, Wyss, & Valach, 2000). 유사하게, 엣제르스도르퍼와 소넥(Etzersdorfer & Sonneck, 1998)은 신문 편집팀들과 지속적인 협력이 언론 기사의 질 뿐만 아니라 자살률에도 영향을 미칠 수 있다고 하였다.

*자살수단의 접근성을 제한하는 방법*으로는 총기규제 법 개선, 교량에 안전 장벽 설치, 독성이 높은 약물 접근성 감소, 블리스터 팩 약포장 사용 등이 포함된다. 여러 연구들에 따르면, 총기 자살률에 대한 전체 자살률의 비율은 총기소지 법의 엄격함과 가정에서 총기소유의 정도와 관련이 있다(Addacic-Grais et al., 2006; Beautrais et al.,, 2006; Reisch et al., 2013). 의도적인 약물 과다복용에 많이 사용되는 독성 있는 진통제의 접근을 제한하는 변화들은 이러한 약물의 중독에 따른 사망률에 명백하게 긍정적으로 영향을 미쳤으며, 또한 다른 자살 방법으로 거의 대치되지 않았다(Hawton et al., 2004; Hawton et al., 2009), 자살하는 유명한 장소에 대한 개입-예를 들어, 투신 하던 장소에 설치하는 구조물은 자살을 줄이는 또 다른 효과적인 방법이다.(Cox et al., 2013). 물리적인 장벽이 그 장소에 놓여지면 자살률이 감소하고, 장벽을 제거하면 자살률이 증가한다는 연구 보고들이 있다(Beautrais, 2007, Beautrais, Gibb, Fergusson, Horwood, & Larkin, 2009). 피르키스 등(Pirkis et al., 2013)은 구조물이 놓여진 후 주변 장소에서의 자살이 일부 증가하였으나, 전반적으로 투신자살 감소에는 효과적이라고 하였다. 유사하게 라이쉬와 미켈(Reisch & Michel, 2005)은 베른의 Münster Terrace에 안전망이 설치된 이후에 자살감소가 있다는 보고를 하였다.

2.4.2 선택적 전략(Selective Strategies)

선택적 전략은 자살 행동 위험이 있는 사람들의 파악과 평가 및 치료를 위한 효과적인 임상적 전문적 개입을 촉진하고 적용하는데 중점을 둔다. 대상 집단은 취약한 상태의 개인들로서, 예를 들면, 정신질환, 외상, 학대로 고통을 받고 있는 사람들이다. 선택적 전략에는 청소년, 노인, 군인, 소수 민족 등 취약 집단을 상대하는 게이트 키퍼(gatekeepers) (일차 진료의사, 학교 상담사들) 교육 프로그램이 포함된다. 다양한 국가차원의 캠페인들은 의사들이 우울증을 파악하고 치료하도록 교육하는데 중점을 두고 있다. 자살을 시도하는 사람들의 50%에서 70%가 우울증을 앓고 있기 때문에, 이들에 대한 전문적인 진단과 치료는 자살 예방에 중요한 부분이다. 고트랜드 연구(Rutz et al., 1989)는 58,000명이 거주하는(section 2.3.1) 스웨덴 고트랜드 섬에서 진료하는 의사들에 적용한 효과적인 교육 프로그램을 예를 보여주었다. 그렇지만, 수년간 의학 연수교육에서 꾸준하게 자살 예방에 우울증 식별이 중요하다는 점을 강조해 왔으나(예: 스위스의 위기와 자살 캠페인, 1992-1995), 경험상 예방 전략의 효과는 제한적이었다. 특히 남성의 우울증은 여전히 심각하게 진단 및 치료가 제대로 이루어지지 않고 있다(Rutz, von Knorring, Pihlgren, Rihmer, & Rulinder, 1995; Rutz, 2010).

2.4.3 집중적 전략(Indicated Strategies)

집중적 전략의 목적은 개인의 질환이 악화하거나 만성화되는 위험을 줄이는 것이다. 자살 예방측면의 목표는 자살시도 기왕력이 향후 재시도의 가장 중요한 위험요인에 해당한다는 점을 고려하여, *자살 위험이 있는 개인*에 대한 전문적인 치료를 향상시키는 것이다(Runeson, 2002). 자살 예방 국가 전략 2012(미국 보건 복지부, 2012)는 여러 구체적인 예방적 요소들이 포함되어 있다. 즉, 환자 중심 돌봄 향상; 효과적인 치료동맹 촉진; 레질리언스 증진; 안전계획(safety planning)등 특정 임상적 개입방법 개발; 환자의 필요에 접합한 임상 접근(예: 내재된 정신질환, 약물 사용장애, 외상 지지, 복합적 애도); 위기 서비스의 즉각적인 접근; 지속적 돌봄, 병동 퇴원 후 단기간 추적(follow-up); 환자 치료에 가족과 중요한 지인들의 역할 증대 등이다. 로저스와 소이카(Rogers & Soyka, 2004)는 자살 고위험 환자들에 "천편일률적인(one size fits all)" 접근의 단점을 강조하였다. 리자르디와 스탠리(Lizardi & Stanley, 2010)는 개별화된 위험 평가가 필요하고, 치료 참여(treatment engagement)의 중요성을 강조했다. 치료 참여란 "자신의 상태를 개선하기 위해 치료자와 협력적인 관계를 가지고 열심히 치료에 적극적인 참여자가 되는"것을 말한다.

ASSIP 단기치료는 자살시도 기왕력이 있는 고위험 환자에 대한 대표적인 집중적 예방 전략이며, 환자 중심의 자살경향성 이해와 치료동맹을 확립하고, 이를 기반으로 효과적인 안전계획을 세우는 것을 목표로 한다.

2.5 자살시도: 심리 치료

2.5.1 임상에서 자살 예방의 문제점들

자살시도 환자의 15%–30%는 1년 이내 반복적인 자살 행동을 보일 것이다(Owens et al., 2002; Schmidtke et al., 1996). 자살시도는 자살의 가장 중요한 위험요인으로서, 시도 후 6개월 이내에 가장 위험성이 높다(2.2.3 참고).

이제까지 자살 행동의 재발 위험에 효과적으로 알려진 치료법들은 거의 없다(참조자료: Arensmanetal et al., 2001; Brown & Jager-Hymap, 2014; Hepp et al., 2004). 대부분의 치료 연구들은 6개월이나 12개월간 추적연구이다. 치료에 대한 몇몇 연구들은 자살 행동에 효과적인 결과를 얻지 못하였다(예: Bennewithetal et al., 2014; Johannessen, Dieserud, DeLeo, Claussen, & Zahl, 2011; Kapur et al., 2013; Morthorst Krogh, Erlangsen, Alberdi, & Nordentoft, 2012). 이러한 만족스럽지 않은 상황에 적절하게, '자살 예방을 위한 국가적 행동연맹(2014년)'은 실행계획 목표 6: "자살시도 기왕력이 있는 사람이 재시도를 하지 않기 위하여 효과적인 중재를 받을 수 있도록 한다"를 최우선 순위로 정하였다. 이 전략은 치료 개입이 적용가능하고, 효과적이면서 빠르게 결과가 나타나야 한다고 명시하였다. 또한 특별히 최근에 퇴원한 환자, 즉 자살의 위험성이 높은 환자들에 주목하도록 하였다.

임상적으로, 자살환자는 추적 치료를 잘 받지 않는 것으로 알려져 있다. 문제들 중 하나는 자살 환자들을 치료할 때, 자살경향성에 대한 언급을 잘 하지 않는다는 것이다. 예를 들어, 이소메츠 등(Isomets et al, 1995)은 571건의 자살사망 사례를 조사하였을 때, 사망 전 마지막 진료에서 단지 22%만 자살에 대한 내용이 다루어졌다고 하였다. 정신과 의사는 49%이고, 가정의학과 의사는 11%, 그 외 전문분야 의사는 6%에 해당되었다. 이러한 수치는 언뜻 보기에 놀랍게 보일 수 있겠으나, 의사들은 자살하려는 사람들이 보통 자신의 자살생각을 드러내지 않는다는 것을 알고 있다. 자살에 대한 생각은 비밀스럽고 소위 '내 생각이 나로부터 벗어나는 것을 원하지 않아.'라는 맥락처럼 은밀하고 개별적으로 다루어져야 한다고 여겨지는 경향이 있다. 자살 위험이 있는 개인이 정신건강 전문가와의 의사소통 격차를 줄이고, 내적 혼란과 자살 계획을 터놓고 대화할 수 있기 위해서는 특별한 접근이 필요하다.

자살 환자들을 치료하는 데 있어 또 다른 측면은 자살시도 후에 환자들이 후속 치료 약속을 자주 어긴다는 것이다(50% 또는 그 이상). 60%이상이 첫 번째 진료 후 치료를 중단한다(Grimholt, Bjornaas, Jacobsen, Dieserud, & Ekeberg, 2012; Lizardi & Stanley, 2010). 베른 연구에서 자살시도 이후 1년 경과시점에서 조사를 하였을 때, 10%의 환자들만 의학적인 치료를 위하여 의사와 상담하였다고 후향적으로 보고한 것으로 나타나, 자살환자들이 자신들의 자살경향성을 의학적 문제로 간주하지 않는 경향이 있다는 점을 알 수 있다(Michel, Valach, & Waever, 1994). 이러한 점이 의학 전문가들과 환자들 사이에서 종종 발견되는 견해 차이에 속한다. 다음의 예는 위기치료 병동(crisis intervention unit)에서 퇴원한 36세 남성 이야기이다.

> 내가 병원에서 가장 짜증이 났던 것은 또 자살을 할 것인지 계속해서 나에게 질문하는 것이었다. 그들은 나와 내 감정에 전혀 관심이 없었다. 삶이 그렇게 간단하지 않고, 솔직히 나는 자살을 다시는 시도하지 않을 것이라고는 말할 수 없을 것이다. 나는 내 자신에 대해 터놓고 이야기할 만큼 의사들을 충분히 신뢰하지 않는다고 확신하게 되었다(Michel, Dey, &Valach, 2001, p. 232).

자살시도 후에 도움을 받았다는 인식은, 환자들의 보고에서 나타나듯이, 공감과 경청 등 의료진의 특성과 관련이 있다(Treolar & Pinfol, 1993). 환자에 대한 동정심과 경청을 갖춘 의료진의 특성은 환자의 도움받았다는 인식과 매우 높은 상관관계를 나타냈다. 이 연구에서 환자들은 의사보다 사회복지사와 간호사들과의 비상연락과 추적약속을 하는 것을 선호했다. 이는 그리 놀라운 일이 아닐 수도 있는데, 왜냐하면 전문의사들은 자살환자를 대할 때, 자살행동 동기를 가지고 있는 개인으로 대하는 것을 간과하고, 정신질환 증상에 집중하려는 경향이 있기 때문이다. 의사들은 위험 평가, 적절한 안전 조치의 이행 및 내재된 정신질환 치료에 대한 책임을 지고 있다. 그렇지만 치료자로서 좋은 공감적인 경청자가 되어야 하며, 환자의 매우 사적이고 주관적인 경험을 공유하고 이해하기 위한 노력을 기울여야 한다. 두 가지 역할은 서로 근본적으로 다르다: 자살 행동을 설명하는 측면에서는 환자가 자신의 삶에 대하여 전문가이지만, 정신병리 평가와 치료 결정에 있어서는 임상의사가 전문가이기 때문이다.

자살 환자들이 응급실에 회전문처럼 자주 돌아오게 된다고 한다(Larkin & Beautrais, 2010). 그렇지만 경험상, 자살시도 후 환자들과 연결될 수 있는 기회는 있다. 의사가 환자 행동의 심리내적 의미를 파악하려는 준비가 되어있다면, 많은 환자들은 자살시도 직후에 자살 위기와 연관된 자신의 정서적, 인지적 경험들에 대해 이야기한다. 삶의 결정적인 순간에 다른 사람과 의미 있는 대화는 전환점이 될 수 있다. 살아가는 것을 중심으로 목표가 다시 설정되기 때문이다. 이를 위해 임상가는 응급실 환경에서라도 환자의 내적 경험을 공감하고 자살 충동의 이유를 이해할 수 있는 능력을 가지고 있어야 한다. 첫 평가 면담부터 환자와 치료적 관계를 잘 형성한다면 치료 동기는 증가될 것이다(Michel et al., 2002). 리자르디와 스탠리(Lizardi and Stanley, 2010)는 환자와 긴밀한 협력관계 속에서 개별화된 위험 평가와 임상치료 계획을 세우는 것의 중요성을 강조했다.

ASSIP은 자살 환자의 통상적인 임상 관리와 치료에 추가적으로 시행하는 특화된 치료 프로그램이다. ASSIP은 임상의사가 집중적인 교육을 받지 않아도 진료에 적용할 수 있고, 자살시도 직후 환자에게 제공할 수 있는 치료법이라는 기준을 충족시킨다. 또한 간결하고 잘 구조화 되어 있으며, 치료 초기의 치료 동맹을 수립하는데 중점을 두고 있다(Gysin-Maillart et al, 2015).

2.5.2 아웃리치 개입(Outreach Intervention)

치료 프로그램들을 분석한 결과, 아웃리치 요소들이 매우 효과적인 개입이 될 수 있다(Hepp et al., 2004). 예를 들어, 관계 형성을 위한 첫 방문 후 1-2주 간격으로 방문하는 4개월 아웃리치 프로그램에 참여한 집단이 대조집단에 비해 더 높은 치료 참여율을 보였다(Welu,1977). 구쓰리 등(Guthrie et al,2001)은 단기 정신역동 대인관계 치료(psychodynamic interpersonal therapy)를 환자의 집에 방문하여 시행하였을 때, 6개월 후 자해 행동이 상당히 감소하였다는 연구결과를 발표하였다. 치료 비순응(noncompliance)

을 나타낸 사례에서도 가정 방문을 통해 순응도가 유의하게 증가하였고, 통계적으로 유의하지 않지 않았지만 반복적인 자해 행동이 감소하였다(Van Heeringen et al., 1995).

전화 접촉은 자살 빈도의 감소와 관련성이 있다. 이탈리아 북부지방에서 노인 환자들에게 매주 두 번씩 전화를 하였을 때 자살자의 수가 유의하게 낮았다(De LEO, Buono, & Dwyer, 2002).

치료적으로 연결되어 있거나 정박지를 제공하는 것이 도움이 된다는 많은 근거들이 있다. 자살시도 후 응급실에 내원한 환자들에게 정기적인 편지를 보냈을 때의 효과를 평가한 모토와 보스트롬(Motto & Bostrom, 2001)의 연구에서 입증되었다. 우울증 또는 자살 문제로 입원치료를 받은 3,005명의 환자 중에서, 지속적인 치료를 거부한 843명의 환자들을 무작위로 두 집단으로 나누었다. 한 집단에 속한 환자들은 5년 동안 적어도 일년에 네 번씩 편지를 받았다. 다른 집단은 더 이상 연락을 하지 않았다. 생존분석 결과, 처음 2년 동안은 접촉 그룹의 자살률이 의미 있게 낮았고, 점차 시간이 경과하면서 두 집단간 차이는 점차 줄어들었으며, 14년이 지난 후 두 집단 간 자살률 차이는 없었다. 편지 내용은 아래와 같다.

친애하는 00씨
당신이 병원에 다녀간 지 꽤 시간이 흘렀습니다. 당신의 상황들이 순조롭기를 바랍니다. 당신이 저희에게 소식을 전할 의향이 있으시면, 저희는 매우 기쁘겠습니다.

카터 등(Carter et al., 2005. 2013)은 퇴원 후 1,2,3,4,8,10 및 12개월 시점에 밀봉된 봉투에 엽서를 넣어 보냈을 때, 5년간 자살 재발률에 유의한 효과가 있다는 연구 결과를 발표했다. 한편, 뉴질랜드의 유사한 연구에서는 의미 있는 효과는 없었다(Gibb, Faulkner, Fergusson, & Mulder, 2010).

일부 연구에서는 소위 그린 카드(green card) (24시간 쉽게 연결할 수 있도록 건강 서비스 전화번호가 적힌 신용카드 크기의 카드)의 예방 효과를 분석했다. 모간 등(Morgan et al, 1993)과 코트그로브 등(Cotgrove et al., 1995)은 위기에 처했을 때 치료자에게 쉽게 연락하거나, 필요한 경우 다시 입원할 수 있도록 하였다. 두 연구 모두, 녹색카드 집단에서 자기 손상의 감소가 통계적으로 유의하지는 않으나 주목할 만한 감소를 보였다. 이러한 결과는 그린카드의 실제 사용 여부와는 독립적으로 나타났다.

일반의들도 종종 생명을 살리는 치료적 정박지를 제공할 수 있다. 환자가 말한 다음 내용에서 이를 확인할 수 있다.

> 그 선생님은 바위 같았어요. 그는 진심으로 나를 걱정했고, 나는 그가 그렇다는 것을 알 수 있었어요. 그는 정말로 걱정을 많이 했고, 누군가가 저를 돌봐준다는 것을 알 때 기분이 좋아지는 그런 방식이었어요. 그 선생님은 은퇴할 때까지 모든 일이 잘 되어가는지 알기 위해 한 달이나 두 달에 한 번 계속 나를 만났고, 정말 큰 도움이 되었어요 (Sinclair & Green, 2005, p. 1114).

ASSIP은 장기간 동안 환자에게 치료적 접촉을 제공한 개입 연구 결과들에서 얻어진 내용들을 접목하여, 4회기의 치료를 종결한 후 환자에게 반 구조화된 서신을 정기적으로 2년간 보내는 방식을 도입하였다. 이러한 전략은 미미하지만 위험이 지속적으로 있는 환자에게 안전 전략의 중요성을 일깨우기 위해 최소한이지만 치료 관계를 계속 유지하고, 치료 전문가에 신속하고 쉽게 접촉할 수 있는 방법들을 상기시켜 주는 것을 목표로 하였다.

2.5.3 인지행동치료

인지치료는 인지 재구성을 통해 역기능적 신념과 행동을 수정하는데 중점을 둔다. 사례에 대한 인지적 개념화는 유발 상황과 부정적이고 자동적인 사고의 확인, 그리고 이러한 생각과 핵심 믿음에 따른 정서 및 행동의 결과를 다룬다. 자살의 신념 체계는 전반적인 절망이 특징인데(Rudd et al., 2001, 29쪽), 사랑 받을 수 없음, 무기력 및 낮은 스트레스 내성과 같은 핵심 믿음으로 나타난다. 벡(Beck, 1996)의 모드 이론(theory of mode)에 의한 자살 모드 개념(3.1.6 "자살 모드" 참고)은 자살경향성에 대한 CBT에 핵심 역할을 한다(Beck, 1996). CBT의 주요 목표는 자기 모니터링, 자각과 감정 조절을 촉진하는 것이다. 브라운 등(Brown et al, 2005)은 무작위 대조군 연구로서 자살시도자들에 대한 CBT 효과를 평가했다. 18개월 추적 기간 동안, 치료군의 24%와 대조군(통상적인 치료군) 42%에서 자살 재시도가 있었다. 치료 매뉴얼이 있었으나(Wenzel, Brown, & Beck, 2009) 이후 재연된 연구는 없다. 치료는 10회기로 구성되어 있으며, 사례관리자가 환자와 접촉을 유지하고, 치료를 중단한 사람들에게 연락을 취하며, 추가적인 정신과 치료를 받도록 동기를 강화하며, 좀더 치료가 필요한 경우 적절히 의뢰하는 등의 역할을 함으로서 통상적인 개입을 강화하였다. 저자들은 중증 만성 건강문제, 재발성 기분장애, 약물 남용 문제, 사회적 문제 등에 대해 다른 분야의 건강 전문가 및 관련 기관들에 자문하는 것이 중요하다고 강조했다. 임상의와 환자는 협력하여 자살 위기에 있을 때 적용할 수 있는 대처 전략들을 위계적으로 정리한 목록을 만든다. 치료회기를 종결할 무렵, 환자들은 재발예방 과제를 한다(Brown, Wenzel, & Rudd, 2011, 287쪽). 이 과제의 목적은 심상훈련(guided imaginary)을 통해 이전의 자살시도와 연관된 특정 생각, 이미지와 감정들을 불러일으키는 것이다. 그런 다음에 환자들에게 그들이 자살 위기에 대처할 방법을 체계적으로 설명하도록 한다.

ASSIP의 네 번째(선택적) 회기에는 안전전략을 마련하고, 1회기에서 녹화한 이야기 면담을 이용하여, 최근 자살 위기에 재노출함으로써 안전 계획 예행 연습을 한다. 환자들에게 치료시간에 학습하였던, 위기상황 대처전략을 상기하도록 요청한다.

*안전계획*은 독립된 하나의 위기개입 전략으로 권고되어 왔다(Stanley & Brown, 2012). 안전계획은 경고 신호와, 타인의 도움이 없어도 환자가 사용할 수 있는 대처 전략들(내적인 전략)로 구성된다. 이것은 주로 자살을 생각하는 것을 방해하는 행동적 활동(behavioral activities)을 말한다. 외적 전략들(external strategies)은 정신건강 전문가에게 연락할 수 있는 정보 뿐만 아니라, 위기에 처했을 때 지원이나 도움을 요청할 수 있는 친척, 친구 및 그 외 사람들이 포함할 수 있다. 그리고 카드 또는 희망 키트(Hope Kit) (Wenzel et al., 2009, 277쪽)를 안전 계획으로 사용할 수 있다(3.6.2 참고).

슬리와 동료들(Slee and colleagues, 2008)은 자해 행동 후 통상적으로 진행되는 임상치료를 보완하기 위해 청소년 및 청년들을 대상으로 인지행동치료를 하였다. 치료 프로그램은 외래치료로 매주 총 10회기와 이후 추적치료 2회기로 구성되어 있다. 치료 기간은 총 5.5개월 정도로 유지되었다. 기본 모델은 부정적인 자살 충동과 문제해결 능력 결핍을 변화시켜, 자해에 대한 취약성을 감소할 수 있다는 전제를 기반으로 하였다. 치료에서 자살 행동의 동기와 이유는 물론 정서적, 인지적, 행동적 요인들의 연관성을 파악하는 데 초점을 맞추었다. 치료자들은 환자들이 치료를 유지하도록 적극적인 역할을 했다(예를 들면 치료시간을 상기하도록 환자에게 전화하기). 치료를 시작한 지 9개월이 지난 후, 치료군은 자살 충동이 감소하고, 우울증과 불안이 줄었으며 문제 해결 능력과 자존감이 향상되었다. 연구자들은 무력함과 문제해결에 중점을 둔 것을 중요한 치료효과 요인으로 꼽았다.

자살경향성에 대한 대부분 CBT들은 자살 모드를 영구적으로 인지적 재구성하는데 목표를 둔다(Rudd et al., 2001년, 40쪽). 이를 위하여 인지행동 기술을 적용하는데 익숙한 치료자가 필요하다. 대조적으로, ASSIP은 CBT와 같이 치료자의 특별한 훈련을 필요로 하지 않는다. ASSIP 치료자는 환자 지향적인 협력적 접근 방식을 사용해 치료협력을 구축하기 위한 상담 경험과 기술이 있어야 한다. ASSIP은 자살경향성을 유발하는 심리 기전을 영구적으로 변화시키거나. 자살경향성을 완치하는 것이 목적은 아니다. 목적은 새로운 대처 반응과 안전 전략을 확립하여 향후 자살 위기가 닥칠 때 환자가 그 기술을 적용하는데 있다.

2.5.4 감정 조절(Emotion Regulation)

자살 위험 감소에 대한 대부분의 치료들은 감정조절을 치료내용에 포함한다. 신경생물학적 관점에서, 정신적 고통이란 정서자극을 인지적으로 통제하는 뇌 영역인 전전두엽의 스트레스에 기인한 기능 장애 상태와 연관이 있다. 치료 목표는 자살 모드에 있는 개인이 "길을 잃어버리는" 것을 막는 것이다('자동조종장치(autopilot)' 행동으로 설명되는). 경고 신호의 조기발견, 대안적인 인지 및 행동 반응패턴 수립, 절망감 감소 전략들을 개발하고, 감정조절 기술을 배우고 강화하여 자살 모드를 비활성화하기 위한 전략에 치료 목표를 둔다. 안전계획은 정서적인 위기 상황에 대한 대응이므로, 상황에 따라 그에 적합한 안전 전략을 필요로 한다.

정서 불안정이 특징적으로 나타나는 정신질환인 경계선 인격장애 환자들의 평생 자살 사망 위험은 약 9%에 달한다(Soloff, Fabio, Kelly, Malonr, &Mann, 2005). 경계선 인격장애 환자의 약 75%는 향후 자살을 예측하게 하는 자해행동을 보인다. *다이아렉티컬 행동 치료(Dialectical Behavior Therapy)* (DBT;Linehan, 1993a)는 경계선 인격장애로 고통 받는 환자들을 위한 매우 구체적인 치료법으로, 1년간 추적 평가에서 자살시도와 병원 입원일수 감소 및 치료 순응도 개선효과가 있다고 밝혀졌다. DBT 기본요소들은 기본적으로 개인치료, 그룹기반의 기술훈련, 치료자와 전화연락 가능, 치료자에 대한 정기적인 수퍼비전과 자문으로 구성되어 있다. 치료는 생명을 위협하는 행동제거, 치료에 참석하지 않거나 과제를 해오지 않는 등의 치료를 방해하는 행동 감소와 사회적 문제, 약물 남용 등과 같은 삶의 질을 저해하게 되는 행동들을 개선하는 것 등 구체적인 목표에 집중한다. DBT에서 치료적 관계는 변화의 강력한 동력일 뿐만 아니라, 내담자에 대한 치료자의 계속적인 수용(acceptance)의 표현으로 사용한다(Razvi, 2011). DBT에서 타당화 전략(validation stratigies)은 자살위험이 있는 경계선인격장애 사람들에서 흔히 나타나듯이 매우 괴로운 고통이 있는 환자에게 정서적인 자극(arousal)을 감소시키는데 핵심역할을 한다(Linehan, 1997), DBT는 매주 2시간씩 16주간 집단 기술훈련 치료, 매주 한 시간 개인 정신치료, 그리고 치료자와 전화로 코칭을 받을 기회로 구성되어 있다. 자살위험 환자를 대하는 치료자들이 겪는 어려움 중 하나는 환자가 만성적이고 반복적으로 자살생각의 삽화를 말하거나 반복하여 자살시도를 할 경우, 치료자가 이에 압도당하거나 심지어는 희망이 없다고 느끼게 된다는 점이다. 치료자를 돕기 위한 동료들의 수퍼비전이나 "자문 팀"을 적극 권장하는데, 이는 치료 과정에서 필요한 부분에 속한다. DBT는 입원 환자들과 외래 환자들 모두 참여하는, 복합적이고 집중적인 치료이다. 실증적으로 검증된 프로그램 전체를 통상적인 진료 환경에서 적용하기 쉽지 않다. 단기치료인 ASSIP은 장기간 집중적인 치료를 필요로 하는 감정조절 문제가 있는 경계선 인격장애 환자는 적합하지 않다.

경계선 인격장애 치료효과에 대한 무작위 연구들로부터 유의한 효과를 보인 다른 유형의 치료법은 *정신화기반 치료(mentalization-based treatment)*이다(Bateman & Fonagy, 2004). 입원 및 외래 환자들을 대상으로 치료 요법들을 결합하여, 18개월과 5년에 추적 평가를 하였다(Bateman & Fonagy, 2001, 2008). 치료의 초점은 심리 내면 세계를 비성찰적인 방식(nonreflective mode)으로 경험하는 방식을 점진적으로 내면의 상태에 세심한 주의(circiumspection)와 존중을 하는 방향으로 전환시키는 것이다(Fonagy et al., 2004, 371쪽). 정신화 능력은 안전애착(secure attachment)과 안전기지(secure base)개념과 밀접하게 관련이 있다(2.3.4 참고). 두 개념 모두 혼란스러운 대인관계 상황에 있더라도 일관성 있는 설명과 자기(self)의 연속성을 유지하는 능력과 연관되어 있다.

마음챙김 기반 인지치료(Mindfulness-based cognitive therapy) (Williams & Sales, 2004)는 환자들의 현재 순간의 경험들에 대한 인식을 증진시키고, 자서전적 기억 기능을 강화해준다(Williams, Teasdale, Segal, & Souslby, 2000). 마음챙김 명상의 실행은 감정 안정성과 관련이 있다고 추정되는 뇌기능 영역에서 측정 가능한 변화를 가져오는 것으로 나타났다(Davidson et al., 2003). 명상의 원리는 선불교에서 유래하는데, 위기 상황일지라도 사람들이 자신의 현 상태를 인식할 수 있다면, 스트레스에 의한 충동적인 행동에 맞서 균형을 맞출 수 있다는 전제를 기반으로 한다.

자살경향성과 초기 외상경험의 밀접한 연관성은 잘 알려져 있다(Bruffaerts et al., 2010). *대부분의 외상 치료(traumatic therapies)*들은 안전한 치료적 환경에서 감정의 재활성화를 통해 외상 사건 기억을 재구성하고, 이를 환자의 인생 스토리에 통합하는 것을 기반으로 한다(Resick & Schnicke, 1993). 확립된 치료법 중에 샤우어 등(Schauer et al, 2012)이 개발한 이야기 노출 치료(Narrative Exposure Therapy) (NET)가 있다. 정신적 외상을 이야기하는 것이, 환자의 정신적 외상 기억을 강력하게 활성화시키는, 핫 스폿(hot spot)에 노출되는 것과 마찬가지로, 치료의 핵심에 속한다. 이러한 방법으로 인지 재평가와 정서 재구조화가 이루어진다. ASSIP에서도 이와 유사하게 자살에 대한 이야기를 하는 동안 환자들은 대개 강렬한 감정적인 몰입을 나타낸다. 2회기에서 비디오 재생을 통하여, 자살에 대한 이야기를 재처리 한다. 환자 특유의 취약성, 유발사건 및 자살 모드에 대한 주관적인 경험을 중심으로 작성한 사례 개념화를 통해, ASSIP 치료자는 환자가 이해하기 쉽게 자살 위기의 감정적, 인지적 재통합을 위한 틀을 제공한다.

외상치료, 애착, 정신화 및 자살개입에 관한 자료들은 이야기의 치료적인 가치를 말해준다. 즉, 공감적인 경청을 하는 사람에게 이야기 하는 것이 ASSIP의 핵심 치료 요소이다.

2.6 약물치료

전통적인 의학 모델은 자살과 자살시도는 정신질환과 밀접한 관련이 있다는 견해를 가진다. 실제로 거의 모든 정신과 진단들은 자살 위험의 증가와 관련이 있다(Harris & Barraclough, 1997). 자살 사망자의 50%에서 70%는 자살 시점에 정서장애 진단에 속하므로, 항우울제 치료는 자살 예방에 있어서 중요한 치료적 요소로 간주된다(Clayton, 1983). 기타 자살 위험이 높은 진단으로 조현병, 물질남용, 인격장애 등이 있다.

많은 연구에 의하면, 우울증이 건강전문가에 의해 잘 파악되지 않으며, 파악되더라도 적절한 치료가 이루어지지 않고 있다(M&urphy 1975; Oquendo et al., 2002; Souminen, Isometsä. Henrikssonh, Ostamo, & Lönnqvist, 1998). 교육에 많은 노력을 들였음에도 불구하고 이 문제는 크게 변하지 않았다(Isometsä, Henriksso, Aro, & Lönnqvist, 1994). 자살사망자의 몇몇 사후 연구에서 사망자의 혈액에서 항우울제가 추출된 사례는 소수에 지나지 않았으며, 적절한 농도로 나온 경우는 매우 드물었다. 이것은 자살과 우울증의 강한 연관성이 있음에도 불구하고, 자살사망자들은 항우울제를 복용하지 않거나 복용하더라도 충분하지 않은 양을 복용하였음을 알 수 있다(Isacsson et al., 1994; Marzuk et al., 1995). 고트랜드(Gotland) 연구는 우울 증상을 진단하는 것과 항우울제의 적절한 사용이 중요하다는 강력한 근거를 제시했다. 이 연구에서, 러츠 등(Rutz et al., 1989)은 스웨덴 고트랜드 섬에 있는 가정의학과 의사들을 대상으로 두 학기 동안 어떻게 우울증을 파악하고 치료하는지를 가르쳤다. 결과적으로 고트랜드의 자살률이 60% 감소하였고, 항우울제 처방은 본토에 비해 50%에서 80%까지 증가했다. 높은 항우울제 처방율이 자살률 감소와 관련이 있는 것으로 밝혀졌으나(Isacsson, 2000), 인과관계는 의문시되어 왔다. 항우울제 처방 증가는 우울증 진단에 대한 인식 증진에 의한 것으로 해석할 수 있다. 우울증과 자살 사이의 강력한 연관성에도 불구하고, 항우울제의 항자살(antisuicidal) 효과에 대한 확정적인 증거는 없다(Fergusson et al., 2005; Khan, Khan, Kolts, & Brown, 2003). 선택적 세로토닌 재흡수 억제제(Selective Serotonin Reuptake Inhibitors: SSRI)는 특히 약물 치료 후 첫 2주 동안 자살생각과 자살시도 위험을 증가시킬 수 있다(Teicher, Glod, & Cole, 1990). 청소년과 청년들에서 위험성이 더 크므로, 이러한 결과는 미국 식품 의약품국(US Food and Drug Administration)이 항우울제 처방에 관한 경고를 이슈화하는데 영향을 주었다. 그렇지만, 'blalck box' 경고가 필요한지 여부는 논란의 여지가 있다(Gibbons et al., 2007).

항우울제 유지치료에 관한 여러 연구들은 재발성 우울증에서 약물치료가 자살 위험을 낮추는데 관여한다는 사실을 밝혔다(Yerevanian, Feusner Koek, & Mintz, 2004). 앙스트 등(Angst et al, 2005)은 1959년과 1963년 사이에 출생한 사람들을 대상으로 수년간 코호트 연구를 하여, 장기 치료로서 항우울제, 항정신병 약물, 혹은 리튬을 복용한 환자들은 40여년 동안 자살 빈도가 유의하게 낮았다는 결과를 보여 주었다. 저자들은 이 결과가 약물효과에 의한 것으로 보았고, 약물을 처방한 의사와 환자간의 장기적인 관계(즉 치료 정박지를 형성)의 예방 효과는 고려하지 않았다. 다른 저자들은 치료적 관계가 평가되지는 않았어도 환자의 생존을 증진시키는 데 크게 기여한 요인일 수 있음을 언급했다. 양극성 장애의 장기적인 재발 방지에 사용되는 리튬은 자살 예방에서 특별한 관심을 받고 있다. 여러 연구를 통하여 리튬이 확실한 항자살효과가 있다는 사실이 입증되었다(Baldessarini & Tondo, 2001; Muller-Oerlinghausen, Muser-Causemann, & Volk, 1992). 심지어 기분조절효과가 만족스럽지 못했을 경우에서도 효과가 있다. 리튬을 복용한 환자들에서 자살과 자살시도 모두 감소하였다(Cipriani, Pretty, Hawton & Geddes, 2005).

많은 환자들이 항우울제 치료를 조기에 중단한다(Olfson, Marcus, Tedeschi, & Wan, 2006). 성공적으로 항우울제 치료를 하기 위해서는, 약물학적 효과를 평가하고 최적화하기 위한 면밀하고 지속적인 전문의 감독이 필요하다. 우울증 환자와 가까운 지인들은 항우울제 치료 후 2주에서 3주 지난 이후에야 기분에 대한 긍정적인 효과가 나타날 수 있다는 것을 알고 있어야 한다. 쿠프닉 등(Kupnick et al., 1996)은 환자-치료자 동맹이 정신치료와 약물치료 모두에서 강력한 긍정적인 결과와 관련성이 있음을 보여 주었다. 저자들은 이 개입 능력이 어떻게 안아주는 환경(holding environment)으로 만들어 갈 수 있는지 서술하였다. '안아주는 환경'은 지지적이고 협력적인 관계 내에서 염려들을 언급하고 해결할 수 있도록 함으로써, 약물치료를 잘 받아들일 수 있도록 한다.

사보와 랜드(Sabo & Rand, 2000)는 의사와 환자가 공동평가자(coinvestigator)의 역

할을 하는 관점을 제시하였다. 그들은 이것을 관계의 정신약물학(relational psychopharmacology)이라고 불렀다. 약물치료에서도, 신뢰, 존중, 상호성이라는 원칙을 기반으로 하여 치료 동맹이 수립되어야 한다.

이상적으로, 약물은 포괄적인 치료 계획의 한 부분으로서, 환자가 이해할 수 있고 명확해야 한다. 말할 필요도 없이, 좋은 치료 관계는 환자와 치료자의 치료 목표가 대체로 일치한다는 것을 의미한다(Bostwick, 2011). 그러면 환자는 약물을 더 큰 목표의 일부로 생각하게 될 것이다. 이 목표에는 환자들의 개인적인 이야기에 관심을 가짐으로써 자존감을 향상시키는 것, 상황이 더 나아질 수 있고 자살 위기가 지나갈 것이라는 희망을 주는 것들이 포함된다.

ASSIP은 자살의 과정과 이와 관련된 요인들을 환자와 협력적으로 이해하는 것에 중점을 둔다. 정신과적 질환은 종종 중대한 자살 위험요인으로 작용한다. 우울증이 대부분을 차지하며, 이런 경우 장기적인 약물치료가 장기간의 대책과 목표에 포함되어야 한다. 정신병적 장애, 불안장애, 중독, 성격장애 등의 그 외 진단에도 같은 원칙이 적용된다. ASSIP 치료자가 치료 회기 동안 이러한 측면들을 협력적으로 파악하여 자살경향성개념에 통합하는 것은 매우 중요하다.

2.7 결론

ASSIP 관련 치료 연구에서 다음의 결론들을 도출할 수 있었다.

- 강력한 치료 동맹이 효과적인 치료에 필수적이다.
- 임상 의사는 환자의 내적 경험에 공감하고 자살 충동의 내적 논리를 이해할 수 있어야 한다.
- 이야기는 환자 자신의 경험을 타당화하고, 치료 동맹을 구축하는데 중요하다.
- 이야기는 자살위험을 환자의 인생스토리 내에서 통합시키는 수단을 제공한다. 이 과정은 안전하고 치료적인 환경에서 나타나는 정서적 재활성화를 통해 이루어진다.
- 단기 치료의 구체적인 목적은 자살경향성을 치유하는 것이 아니라, 환자가 미래의 자살

위기에서 적용할 수 있는 새로운 반응 패턴과 안전전략을 수립하는 것이다.

- 정기적인 편지와 같은 아웃리치 요소들이 효과적이다.
- 장기적인 안전기지를 경험한다는 측면에서 치료자의 지속성이 중요하다.
- 자살 위험요인으로서 정신과 질환 치료가 사례 개념화 과정에 통합되어야 한다.

3 ASSIP 치료자 매뉴얼

3.1 ASSIP의 치료적 개념

3.1.1 치료 참여: 치료 동맹 형성하기

치료 관계는 자살을 효과적으로 치료하기 위해 필수적이다. 적절한 시기에 오류 없이 시행된 최고의 기술이 어떠한 것일지라도 적절한 치료적 관계와 치료 동맹이 존재하지 않을 때에는 그 가치가 제한적일 수 밖에 없다.

Rudd, Joiner, and Rajab(2001, p. 13)

자살시도 환자의 효과적인 치료가 어려운 주된 이유는 치료 과정에 헌신하고 치료자와 환자의 협력적 관계에 적극적으로 참여하는 것으로 정의할 수 있는 치료 계약을 형성하는 데 있다 (Lizardi & Stanley, 2010). 자살시도자는 특별한 환자 집단이다. 그들은 다른 환자들처럼 병이나 사고로 병원에 입원하지 않는다. 그들의 입원은 일반적으로 자살 계획과 결정을 포함하는 행동의 결과로 인해 발생한다. 여러 연구자들은 자살시도자와 치료자 사이의 치료적 관계에 심각한 문제를 발견했다(Hawton & Blackstock 1976; Weinberg, Ronningstam,

Goldblatt, & Maltsberger, 2011). 예를 들어, 자살시도 환자는 치료자들이 도움이 되지 않거나 심지어 자신들을 무시한다고 반복적으로 보고하곤 하였다(Hawton & Blackstock, 1976; Wolk-Wasserman, 1987; 2.5.1 참고).

자살 위험에 처한 사람과 자살에 관한 이야기를 하는 것이 자살 행위를 유발할 수 있을 거라는 두려움은 가질 필요가 없다는 데 전문가들은 동의한다. 분명히 하자면, 위기에 처한 사람들이 현재의 상황에 대해 공개적으로 이야기 할 수 있는 사람이 없고, 그래서 결과적으로 스스로 격리되고 고립되는 경우가 훨씬 위험하다. 하지만, 우리는 또한 자살 충동을 느끼는 사람들이 종종 그들의 자살 의도에 대해 이야기 하길 원치 않는다는 것도 알고 있다. 도저히 견딜 수 없는 상황이나 마음의 상태에서 벗어나는 방법으로 자살을 고려할 때, 그들은 종종 자신의 문제를 사적으로 유지하고 싶어하고, 자신의 통제를 벗어나기를 원하지 않는다. 위기에 처한 사람들은 자살을 말리려고 하는 다른 사람 때문에 자살 사고를 포기하진 않을 것이다. 그들은 오히려 삶-지향적 목표를 다시 한번 발견함으로써 자살에서 멀어질 수 있을 것이다. 하지만, 우리는 자살 충동 환자들이(치료자를 포함해서) 주변 사람들에 의해 상처를 받는 것에 민감하기 때문에, 종종 고립되는 경향이 있을 뿐 아니라 낮은 자존감을 가지고 있음을 명심해야 한다. 이전(2.5.1)에 언급한 자살시도 1년 후 환자들을 대상으로 실시한 설문 조사에서, 의사 또는 정신 치료자가 도움을 줄 수 있다고 답한 사람은 10%에 불과했다(Michel et al., 1994). 그들 중 절반은 그 누구도 도움이 되지 않았다고 하였다. 우리의 견해로는 이것은 자살시도가 단지 도움을 청하기 위한 울부짖음으로 이해할 수 없다는 것을 시사한다.

치료 동맹의 협력적 측면을 공동 목표를 향해 상호작용하고, 순환적이며, 창의적인 과정으로 이해하는 것이 중요하다(Michel, 2011). 넓은 개념으로 치료 동맹은 "환자와 치료자 사이의 능동적이고 의도적인 협력"으로 특징지어진다(Gaston, Thompson, Gallagher, Cournoyer & Gagnon, 1998). 호바스 등(Horvath, Gaston, and Luborsky, 1993)은 치료 동맹을 보편적인 세 가지 측면으로 나누었다. 첫 번째는 제공되는 치료에 대해 환자가 적절하고 효과적이라고 인식해야 한다는 것이다. 둘째는 치료의 단기 및 중기 목표에 대한 환자와 치료자의 기대가 일치되어야 한다. 세 번째는 치료자를 보살피고, 민감하며, 공감적으로 도움을 주는 사람으로 인식하는 환자의 능력이 있어야 한다.

초기 치료 동맹은 치료 결과에 중요한 영향을 미치는 것으로 일관되게 보고되어 왔다(Horvath & Symonds, 1991). 살쯔만 등(Saltzman et al., 1976)은 3번째 회기에서의 치료 동맹에 대한 평가가 치료 지속성을 가장 잘 예측하는 것으로 보고하였다. 첫 번째 회기가 끝날 때의 치료자와 내담자의 제한된 경험이 일반적으로 추후 치료 과정을 예측하기에는 충분하지 않았지만, 세 번째 회기에서는 치료 관계의 생성이 발생하고, 치료 관계가 뿌리내릴 수 있음을 의미한다. 이러한 발견은 또한 치료 매우 초기에도 치료 동맹이 수립될 수 있음을 시사한다. 치료 동맹을 평가하는 두 개의 척도인 벤더빌트 치료 동맹 척도(the Vanderbilt Therapeutic Alliance Scale, VTAS; Hartley& Strupp, 1983)와 펜 도움 동맹 질문지(the Penn Helping Alliance Questionnaire, Alexander & Luborsky, 1986)가 치료 동맹 형성의 실제적 측면의 예들이 될 수 있다. 두 척도 모두 자살시도 환자와의 치료적 관계에 적절한 특정한 가정들을 공유한다. 그것들은 다음과 같다.,

1. 환자 자신의 사고와 감정을 인정하기. 환자의 관점에서 실패, 자기-증오 및 정신적 고통의 경험을 이해하고, 이해하고 있다는 치료자의 인식을 전달하는 것은 공감적 태도를 필요로 한다.
2. 환자의 목표 및 자율성의 욕구에 대한 인식. 환자는 자신의 의식적 또는 무의식적인 신념과 목표를 가지고 있으며, 치료자는 이를 존중하고 이해해야 한다. 환자가 자살을 통해 어떠한 목표를 이루려 했는지 공감적 이해를 시도하면서, 치료자는 내담자의 삶-지향적 목표를 주의 깊게 탐색하고, 그것들로 향하는 내담자의 움직임을 촉진해야 한다.
3. 공동 노력으로 함께 작업하기. 의미 있게 작동하는 치료 동맹은 환자의 취약성과 자살로 발전하는 과정을 이해하는 공유된 모델을 필요로 한다.
4. 치료자의 참여와 능력. 치료자는 안전감과 신뢰를 제공하면서 판단하지 않는 태도를 제공하고, 의미 있는 치료적 관계를 유지하기 위해 전문적 기술을 사용한다. 자살 위기에 처한 환자는 자신을 돌봐줄 수 있으며 자살 계획에 겁먹지 않을 그러한 누군가가 필요하다.

자살 환자 치료의 주요 과제는 실존적으로 생명을 위협하는 위기에 대한 환자의 주관적인 경험에 정서적으로 조율하면서, 환자의 자살 소망에서 대화가 벗어나지 않도록 하고 공감을 보여주는 치료자의 기술이다. 자살 환자에 대한 정신치료는 분노, 무망감, 그만두고 싶은 충동 등의 격렬한 감정을 비롯한 강한 역전이를 일으킬 수 있다(Maltsberger & Buie, 1974). 하지만 치료자가 환자의 주관적인 경험을 바꾸려고 하지 않으면서 이를 이해하고 받아들이기 위한 진정한 노력을 하는 것은, 자살위기시에 견딜 수 없는 것처럼 보이는 정신적 고통을 겪고 있는 환자에게 그것의 의미를 탐색할 수 있는 능력을 갖게 하는데 필수적이다(Orbach, 2011). 자조집단에서 자살을 시도한 환자에게 자살을 시도하기 전에 도움이 될 만한 것이 무엇인지 물었을 때 그들의 대답은 만장일치로 나타났는데: "우리는 우리말을 들어주고, 자유롭게 말할 수 있게 해주고, 그리고 자살에 대해 두려워 하지 않는 그런 사람이 필요하다." 였다.

이해와 수용은 참을 수 없는 고통과 절망에 직면한 환자에게 희망을 계속 유지할 수 있는

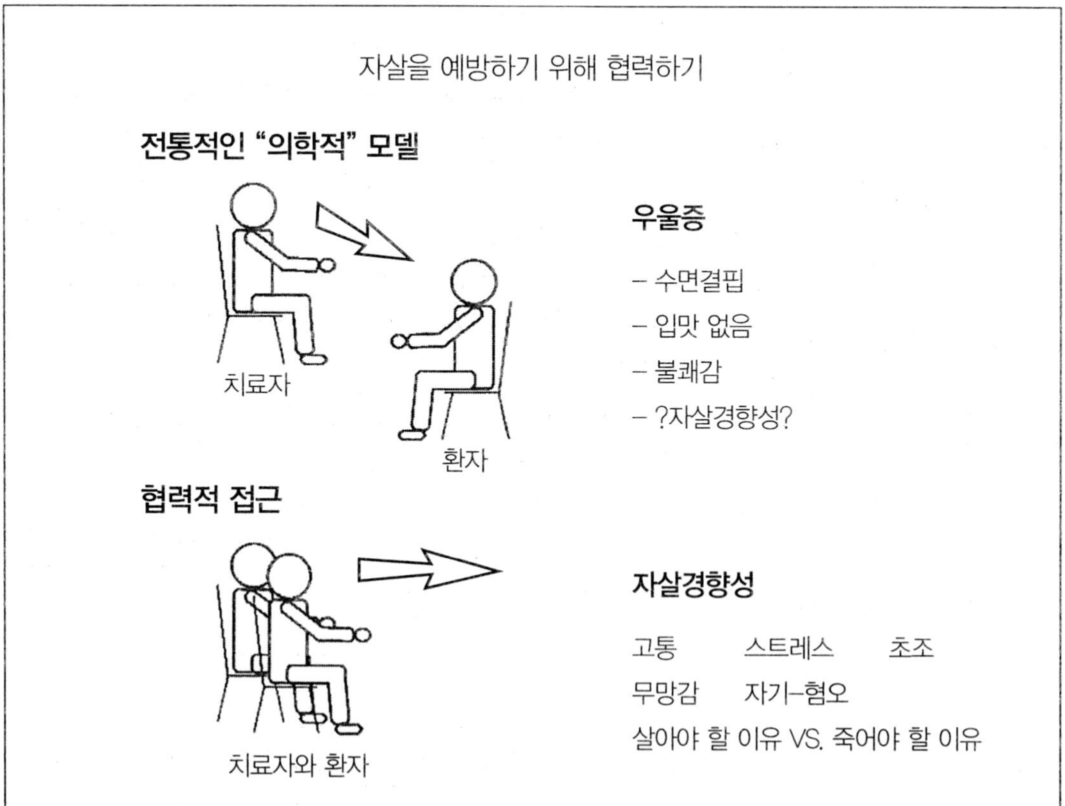

[그림 3] 협력적 접근. 좁스(Jobes, 2000, p. 14)에서 인용.

기회를 제공하는 치료 동맹을 수립하는 데 필수적이다. 공감적 치료자는 환자의 극심한 정서적 경험을 이해하기 위해 언어적 및 비언어적 의사소통을 모두 이용한다. 근본적으로 환자를 공감하고 인정해주는 치료자는 이러한 감정을 견디는 것이 가능하고, 자살이 아닌 다른 방법을 선택할 수 있다는 믿음을 증명해준다(Schechter & Goldblatt, 2011). 치료자는 환자가 아직 경험하지 못한 환자의 능력을 보고 반영할 수 있으며, 환자가 변화 가능성에 대해 희망이 없다고 느낄 때에도 희망을 유지한다.

> 자살 소망에 공감한다는 것은 자살 소망을 방해하거나, 멈추려고 하거나, 고치려 하지 않은 채로 자살 충동이 있는 사람의 관점을 추정하고 어떻게 이 사람이 막 다른 길에 도달하였는가를 "보는" 것을 의미한다. 이것은 왜 환자에게 자살이 유일한 방법이었는지를 "볼 수 있는" 지점까지 환자의 고통스런 경험에 치료자가 공감하는 것을 의미한다... 자살 충동에 맞서 작업하거나, 설득이나 약속으로 삶에 대한 동기를 즉시 증가시키려 하는 대신, 치료자는 자살 소망에 대해 공감적인 태도를 취하고 그것에 완전히 초점을 맞춘다(Orbach, 2001, p. 173).

전통적인 의학적 접근법과는 달리, ASSIP 치료자는 데이비드 좁스(David Jobes)의 "협력적 접근(collaborative approach)" (Jobes, 2006)이라는 의미에서 환자 중심의 치료 접근법을 사용한다. 즉, 환자와 치료자가 자살 위기의 의미에 대한 같이 이해하기 위해 함께 노력하는 것이다. 좁스가 말한 것처럼 "당신의 눈을 통해 그것들을 보고 싶다"(Jobes, 2000; [그림 3] 72쪽과 3.4.3 "자살 상태 양식" 글 상자 참조). 그러한 접근에서 자살 환자는 자신의 인생 이야기의 전문가로 간주되지만, 정신 건강 문제의 평가와 치료에 대해서는 임상의가 전문가가 된다. 따라서 자살 환자를 치료할 때 정신건강 전문가는 환자와 치료자가 모두 각자의 영역에서 전문가라는 것을 편안하게 받아들일 필요가 있다.

3.1.2 안전기지의 제공: 장기적인 정착

임상 상황에서, 중요한 사람의 전화번호와 주소 같은 안전 전략은 중요한 행동 전략 중 하나이다. 위기 개입 병동에 처음 입원했을 때, 많은 자살시도자들은 그들이 이 곳으로 도움을 요청할 수 있다는 것을 알지 못했다고 말했다. 그들이 이러한 임상 진료에서 긍정적인 기억을 경험하게 된다면 이 사람들은 앞으로 위기 센터로 올 가능성이 크다. 이상적으로, 위기 병동, 치료자, 혹은 일반의는 자살 환자들을 위해 안전한 공간이나, 존 보울비에 따르면, 안전기지를 제공한다(Bowlby, 1988; 2.3.4 "'안전기지'로서의 치료자" 글 상자 참조). 애착 이론에 따르면, 성인에서 애착 행동은 질병이나 재난의 시기에 활성화되지만(Bowlby, 1977b, p. 428), 모든 것이 잘 되어가는 상황에서는 관찰이 어려울 수도 있다. 좋은 임상 진료는 자살 충동 환자에게 안정감을 제공해야 하며, 치료에 참여하기 위해 필요한 틀을 설정함으로써 자살 행동으로 이끄는 메커니즘을 탐색하고 개별적이고 효과적인 안전 전략을 개발할 수 있게 하는 것이다.

표준화된 서신이나 엽서를 수년 동안 자살시도자에게 보내는 것은 자살의 위험성을 낮추었으며, 이는 사회적 연결성의 한 형태로 설명된다(Carter et al., 2005, 2013; Motto &Bostrom, 2001). ASSIP에서 저자들은 정기적인 추적관찰 편지를 안전기지나 장기적 정착지를 제공하는 것의 연장선으로 여긴다. 명백히, 최소한의 보살핌이라도 안정화 효과를 가질 수 있다. 앞서 언급한 연구의 결과는 치료적 정착을 의미하는 장기적 치료 연결을 적극적으로 유지하는 것이 자살을 시도한 개인에서 자살 위험을 낮추는 데 중요한 역할을 한다는 것을 시사한다.

많은 건강관리시스템에서, 일반의가 치료를 제공하고 유지하면서 환자의 장기적 치료에서 중요한 역할을 한다. 또한 같은 정도의 자질이 자살 환자를 돌보는데 관여하는 정신건강 전문가들에게도 필요하다. 한 사람의 임상의와 장기간에 걸친 개인적 치료 관계를 맺는 것이 이상적이긴 하지만, 대부분의 정신 건강 기관에서는 이것이 가능하지 않을 수 있다. 이러한 경우에는 위기 팀이나 정신건강센터에 쉽게 접근할 수 있는 방법이 제공되어야 하며, 책임 담당자의 변경 사항에 대해 환자에게 알려야 한다.

자살 위험 환자에서 정신 건강 전문가가 장기적 안전기지로서 도움이 되기 위해서는 환자가 치료 관계를 긍정적이고 도움이 되는 경험으로 이해하고 경험할 수 있어야 한다는 전제 조건이 있다. 그렇기 때문에 ASSIP의 중요한 목표 중 하나는 자살시도 환자들에게 소위 안전기지의 개념으로서 치료 관계와 장기적 정착지를 형성하는 것이다.

3.1.3 자살은 병이 아니라 행동이다.

자살 환자와의 치료 관계에 관한 문제를 고려할 때는, 우리는 의학적 질병 모델이 자살 환자를 이해하는 개념적 틀로서 거의 도움이 되지 않는다는 사실을 깨닫게 된다. 자살을 병이 아니라 행동으로 보는 것은 우리에게 새로운 관점을 제공한다(Michel & Valach 1997). 행위 이론에 근거한 모델은 자살 위기를 환자와 같이 이해하기 위한 유용한 기반을 제공한다(2.3.4 참고). 행위 이론은 행동의 특성을 설명하고, 우리가 일반적으로 행동을 어떻게 설명하고 이해하는지 알려준다. 인간 행동은 계층적으로 조직화된 목표지향적 시스템의 맥락에서 가장 잘 이해할 수 있다. 행위 이론 모델에서, 삶은 목표로 규정되는데, 즉, 하루하루를 구성하는 단기적 목표 뿐 아니라 중요한 생애 경력이나 정체성 문제를 나타내는 중장기 목표 등이다. 이러한 맥락에서 자살은 원래의 삶-경력 목표에 대한 대안으로 간주된다. 인생의 목표는 관계적 목표(예, 안정된 동반자를 유지하는 것과 같은)일 수도 있고, 일에 관련한 목표(예, 가족을 부양할 수 있는 안정된 수입을 얻는)일 수도 있다. 위기 상황에서, 개인의 자기 평가가 부정적이라면("나는 실패했어, 나는 실패자야"), 자살은 주관적으로 견딜 수 없는 마음 상태를 해결할 수 있는 가능한 대안으로 떠오를 수 있고, 비슷한 위기 상황에서 가능한 목표로 일생 동안 다시 나타날 수 있다. 따라서 자살은 장기적인 목표와 프로젝트의 실현이 심각하게 위협받을 때 해결책으로서(일시적) 목표가 될 수 있다. 자살 행동의 즉각적인 목표는 정신적 고통에 의해 지배되는 견딜 수 없는 마음의 상태에서 탈출하는 것인데, 이는 부정적이고 종종 굴욕적인 경험에 의해 발생하여 외상성 스트레스, 해리, 자동증 및 마취의 상태까지 이르게 될 수 있다.

다음은 자살시도 1년 전에 작성된 39세의 환자의 편지에서 나온 한 구절이다.

> 그 무엇도 도움이 되지 않는다. 나는 내 인생에서 모든 것을 시도했다. 정말로, 나는 죽기를 고대하고 있다. 내 인생은 모든 면에서 일련의 실패로 이루어져 있다. 나는 대부분의 친척과의 관계를 파괴했고 이것은 내 아내와도 마찬가지이다. 모든 것이 매순간, 매순간, 그리고 매순간 잘못되었다. 모두에게, 나 자신에게도 행복을 빌며. 나는 자살

> 이라는 여행이 나를 어디로 인도 할지 모르지만 적어도 그것이 눈물의 계곡에 머물러 있지는 않을 것이다(Michel & Valach, 1997, p. 214).

이 남자의 자기 평가는 "나는 실패자야"이고(아마도 이 문장은 그의 아버지에게서 들었을 것이며, 그렇기 때문에 그의 인지 구조에 남아 있었을 터인데), "나는 가치 없어. 내 삶은 희망이 없어"이다. 이러한 인지는 자살 신념 체계(suicidal belief system)의 전형적인 표현이다(2.5.3 "인지행동치료" 참고). 그에게는, 자살은 실패한 인생 경력을 끝내는 방법이 되었다. 그는 끔찍하게 자살하기 1년 전에 자살을 목표로 삼았다. 자살에 대한 생각은 전형적으로 삶의 경력이나 정체성에 위기가 올 때 삶에 대한 대안으로 떠오른다. 지금까지도 주목할 만한 책인 자살의 경로(Pathways to Suicide)에서 마리스(Maris, 1981)는 비슷한 방법으로 "삶-경력(life-career)"에 대비되는 "자살 경력(suicide career)"을 언급했다.

각각의 자살과 자살시도에는 개개의 배경과 이야기가 있다. 일반적으로 자살을 시도한 환자는 견딜 수 없는 절망 상태, 무망감, 미래를 볼 수 없는 상태를 보고하는데, 이는 "정신적 고통" 또는 심리적 고통으로 알려진 상태이다(3.1.4 참고). 정신적 고통은 일시적이고 스스로 멈추는 상태이다. 자살은, 일시적으로, 견딜 수 없는 마음 상태를 끝내기 위한 해결책으로 나타난다.

ASSIP은 개인의 자살을 환자-중심적이고 환자와 함께 이해하기 위해 목표-지향적 행동이라는 개념을 사용하는데, 자살 위기를 개인의 중요한 인생 목표와 관련하여 이해한다. 자살은 개인적이고 실존적인 인간의 욕구가 급격하게 위협받는 부정적 경험에 대한 가능한 해결책으로 간주된다. 행위 이론적 접근법에서 상담가의 주요 임무는 환자의 이야기를 경청하고 환자를 환자 자신의 행위의 전문가로서, 또 환자를 서술적 역량을 가진 개인으로써 존중하는 것이다. 이것은 치료자의 역할에 대한 정의가 전통적인 생의학 모델의 전형적인 역할과 근본적으로 다를 것을 요구한다(Valach, Young, & Michel, 2011).

3.1.4 이야기 면담

모든 자살 행위에는 매우 개인적인 배경이 있다. 행위 이론의 중심에는 행위가 행위자에 의해 수행되는 것으로 이해된다는 개념이 있다-즉, 자신의 사고, 감정 및 행동을 모니터 할 수 있는 그리고 자신이 이러저러한 방식으로 행동하는 이유에 대해 적어도 부분적으로 의식적으로 접근 할 수 있는 사람에 의해 어떤 행동이 수행된다는 것이다. 일상생활에서, 우리는 이야기를 통해 행동을 설명하는데, 치료적 맥락에서는 이것을 이야기 또는 서사(narrative)라고 부른다. 서사는 우리가 주의 깊은 청취자에게 이야기하고 개인적인 경험을 설명하기 위해 사건에 의미를 부여하는 이야기로 정의할 수 있다(Michel& Valach, 2011). 자신의 이야기를 털어 놓는 것은 치료적일 수 있다. 올바른 이야기를 잘 체계화하고 올바른 청취자가 올바른 방법으로 듣게 되면, 우리는 보다 적극적으로 경험을 다룰 수 있게 된다(Adler, 1997). 유일한 해결책으로 죽음으로 끝맺는 대신, 자살 위기에 대한 이야기는 삶-지향적 목표에 대한 관점을 다시 한 번 열어 줄 수 있다.

이야기는 자신의 행동을 다른 사람들이 이해할 수 있게 하는 수단이다. 이야기는 줄거리라고 부르는 일련의 사건들에 의해 논리적으로 연결된다. 줄거리 구조의 중심은 인간의 곤경과 이를 이겨내기 위해 시도된 해결책들이다(Sarbin, 1986). 그렇기 때문에 이야기 면담은 왜라고 이유를 묻는 것이 아니다. 자살시도는 원인과 결과가 아니라 개인의 일대기 경험에 포함된 행동의 하나로 이해된다. 이야기 면담 기술에 익숙하지 않은 임상가뿐 아니라 우리는 일반적으로, 아주 놀랍게도, 자살 환자가 감명깊게 이야기하는 능력을 가지고 있음을 발견했다. 면담자가 방해하지 않는 상태로, 전형적인 이야기에서 환자는 자살 위기에 관한 것을 말하는데, 이것은 현재의 위기에 이르게 한 과거와 최근의 사건들이다. 흔히 우리는 20에서 30분 동안 매우 논리 정연한 이야기를 듣게 되는데, 이 이야기 속에서 환자는 자발적으로 자살 충동과, 어린 시절의 경험, 그리고 후기 생애에서 겪은 부정적인 경험들의 관련성을 만들어 낸다 - 예를 들어, 관계의 문제 같은 것들이다. 이러한 방법으로, 환자와 면담자는 환자의 이야기를 따라 여행을 하는 동반자가 될 수 있다.

환자–중심적 접근: 애시 철학(The Aeschi Philosophy)

2000년도에 소규모의 국제 전문가들이(Michel et al., 2002) 스위스 알프스의 한 호텔에서 3일간 모여 자살 환자에 대한 사람–중심의 접근법(person–oriented approach)을 논의했다. 여기에서 애시 실무모임이 만들어져 다음 해부터 2년마다 국제 애시 컨퍼런스를 조직했는데, 여기에서 임상 자살 예방 분야의 전문가들간에 전문적인 교류가 이루어졌다. 전 세계의 임상가의 관심을 끌게 되어 2013년에는 이 정기적 컨퍼런스가 미국으로 옮겨졌다. 애시 실무모임에 의해 만들어진 지침서는 자살 환자에 대한 환자–중심적 접근법(patient–oriented approach)이라는 원칙을 포함하고 있다.

핵심 이슈는 다음과 같다.

- 임상의의 목표는 환자의 자살에 대해 환자와 이해를 공유하는 데까지 도달해야 한다는 것이다. 그러나 정신과적인 진단은 평가 면담의 필수적인 부분이며 환자의 추가 관리 계획 시 이것이 적절히 고려되어야 한다는 것이 실무 그룹의 입장이라는 점을 분명히 해야 한다. 하지만 면담에서는 정신상태에 대한 적극적 탐구보다는 이야기 접근을 우선시하여야 한다.
- 임상가는 대부분의 자살 환자가 정신적 고통이나 괴로움을 겪고 자기 존중이 완전히 상실된다는 사실을 알아야 한다. 따라서 환자는 매우 취약한 상태이고, 고립되는 경향이 있다. 하지만, 경험에 따르면 자살시도 이후에 환자에게 다가갈 수 있는 절호의 기회가 있다. 이 시기의 환자는 자살 위기와 관련된 감정적 및 인지적 경험에 대해 자유롭게 이야기하는데, 특히 임상의가 환자와 함께 행동의 내적 주관적인 의미를 탐구할 준비가 되어있는 경우에 유효하다.
- 면담가의 태도는 비판단적이며 지지적이어야 한다. 그러기 위해 임상가는 환자의 말을 경청하기 위해 열려있어야 한다. 오직 환자만이 자신의 개인적인 경험의 전문가가 될 수 있다. 게다가 정신 건강 전문가와의 첫 만남은 환자의 향후 치료 순응도를 결정한다. 공감적 접근은 환자가 삶–지향적 목표를 다시 세우는 데 필수적이다.
- 자살 위기는 단지 현재의 결정이 아니라, 나름의 내력이 있다. 자살과 자살시도는 본질적으로 생애나 삶의 경력의 측면과 관련이 있으며, 임상가는 이러한 맥락에서 그들을 이해하는 것을 목표로 해야 한다.
- 궁극적인 목표는 심지어 첫 번째 평가 면담에서도 환자와 치료 관계를 유지하는 것이다. 환자의 삶에서 결정적인 순간에 다른 사람과의 의미 있는 담론은 삶–지향적 목표

계속

> 가 다시 성립되는 전환점이 될 수 있다. 이것은 환자 내면의 경험에 공감하고 자살 충동의 논리를 이해하는 임상의의 능력을 요구한다. 환자와 면담자가 함께 자살 충동의 의미를 살펴보는 면담은 삶의 경력이나 정체성 주제를 다루기 위한 토대를 마련한다. 바로 이렇게 치료 계획이 세워진다.

이야기 면담의 목적은 환자가 자살 위기를 스스로 어떻게 이해하고 있는지 표현하도록 초대하고 격려하는 것이다. 자살을 시도한 후, 한번의 면담에서, 환자들은 일반적인 임상적 접근을 사용한 면담보다 이야기적 접근을 사용한 면담의 경우에 치료 관계 정도의 정도가 더 좋다고 평가한다는 것을 우리는 발견하였다(Michel, Dey, Stadler, & Valach, 2004). 이 연구에서 사용된 면담에서 임상가가 *이야기* 또는 *말해주세요* 라는 단어를 사용하여 면담을 시작할 경우 이야기 면담으로 간주하였다(예를 들면, "저는 당신이 어떻게 자기 자신에게 해가 되는 행동을 하게 되는 시점에 다다르게 되었는지 당신 자신의 표현으로 말해 주길 바랍니다").

이것은 치료자에게 어떤 의미일까? 이야기 접근법은 환자를 대할 때 수용과 개방성을 필요로 하는데, 치료자는 환자를 자신의 행동의 행위자라고 인식한다. 환자는 고의적인 자해 행위 뒤에 숨어있는 주관적인 논리를 기술하고 설명하기 위한 이야기할 수 있는 역량을 갖추고 있다고 본다. 공유된 경험(그 속에서 이야기를 하는 사람과 듣는 사람이 삶의 고통과 실패에 관해 함께 배운다)은 이야기하는 사람의 부서진 자기감을 다시 세우는 도구가 된다. 면담가는 환자보다 환자에 대해 더 많이 알고 있는 전문가로서 경쟁하지 않는다. 대신, 면담가는 부상당한 사람의 인생 이야기에 관심있는 진행자 역할을 한다. 그러한 공동작업 경험을 통해, 치료자와 환자는 과거를 함께 검토하여 환자의 삶과 미래에 대한 전망이 왜 견딜 수 없게 되었는지 배울 수 있게 된다. 공감적 이해는 치료자로 하여금 왜 자살이 환자에게 유일한 해결책으로 여겨졌는지 환자와 함께 파악할 수 있게 한다. 비로소 그때서야 치료 과정이 시작된다.

환자의 서사적 이야기를 촉진하기 위해서, 면담자는 특정한 규칙을 따라야 한다:

- 면담은 "이야기 초대"로 시작해야 하는데, 여기서 임상가는 관심있는 청취자로서 자신

의 역할을 규정한다;

- 면담가는 환자의 이야기를 방해해서는 안되며 환자의 이야기하는 능력을 신뢰해야 한다;
- 필요한 경우, 명확하게 하기 위한 질문은 할 수 있다;
- 필요한 경우, 면담가는 개방형 질문을 함으로써 더 자세한 내용을 알아낼 수 있다(~에 대해 더 말해 주실 수 있으십니까?).
- 면담 내내 주의 깊은 청취자로서, 면담가는 중요한 삶의 경험의 의미와 그것의 자살 위기와의 관련성을 파악해야 한다.

3.1.5 환자가 우리에게 말하는 것

이야기 면담에서 환자가 응급 자살 위기 상황에서의 정신 상태를 어떻게 묘사할까? 비디오로 녹화된 임상 면담에서 인용한 다음의 예를 보자:

> *나는 황폐했어요, 나는 나 자신이 싫었어요, 그리고 나는 내 생각을 더 이상 참을 수 없었어요-나는 그 생각들을 죽이려 했어요.*
>
> *내면의 고통은 매우 강했고, 나는 더 이상 다른 방법을 찾을 수 없었어요. 삶을 끝내는 것이 고통을 끝내는 것이라는 것이 내게는 매우 자명했어요.*
>
> *나는 나 자신에게 말하는 부정적 목소리를 들었어요, "너는 쓸모 없어. 왜냐하면 너의 무능력으로 인해 너는 절대로 해낼 수 없을 거야-내가 항상 그렇게 말했잖아-그리고 너는 이번에도 또 실패할 거야. 너는 더 이상 살 권리가 없어." 그 순간의 괴로움, 희망 없음, 절망감은 너무 강해서 더 이상 견딜 수 없었고, 계속 나아갈 이유를 찾을 수 없었어요.*

환자의 이야기는 흔히 견딜 수 없는 심리적 고통과 참을 수 없는 생각에 관한 것이다. 둘 다 환자가 자기에 대해 참을 수 없다고 경험할 때 나타날 수 있다. 슈나이드만(Shneidman, 1993)은 그러한 상태에 대해 정신적 고통(mental pain)과 극심한 정신적 고통(psychache)이라는 용어를 만들었다. 그는 극심한 정신적 고통(psychache)을 죄책감, 괴로움, 공포감,

공황, 불안, 외로움, 무력감과 관련된 심한 심리적 고통의 급성 상태로 정의했다. 정신적 고통(mental pain)은 대개 다양한 주관적 경험과 함께 정체성이나 심리적 존재가 급격히 위협받는 상태로 이해되는데, 여기에는 자기와 그 기능에 대한 부정적 변화의 인지, 고통으로 경험되는 자신에 대한 강력한 부정적 감정 등이 포함된다(Orbach, 2003). 위에서 언급된 환자의 전형적인 부정적 자기-귀인(self-attribution)은 아래와 같다:

> *나의 인생은 모든 면에서 실패의 연속이었어요. 대부분의 친지들과의 관계를 파괴했고, 아내와도 예외는 아니었어요. 모든 것은 항상, 항상, 항상 잘못 되었어요(Michel & Valach, 1997, p. 214).*

개인이 탈출구를 찾을 수 없는 그런 실존적 위기에서, 견딜 수 없다는 경고와 덫에 걸린 느낌이 나타날 수 있다(Williams & Pollock, 2000). 위의 편지는 "나의 여정이 어디로 갈지는 모르겠지만, 최소한 눈물의 계곡에 머물러 있지는 않을 것이다"로 끝맺었다(Michel & Valach, 1997). 바우마이스터(Baumeister, 1990)는 "자기로부터 탈출로서의 자살"이라는 제목의 획기적인 논문에서 자살을 자기를 의미있게 인식하는 것으로부터 벗어나려는 동기라고 개념화했다. 자살로의 인과적 경로의 중심 요소는 부정적 자기-귀인(self-attribution)이다. 실패는 내적인 탓으로 여겨지고, 자기-비난과 부정적 정서를 초래한다. 그 뒤에 오는 것은 "인지적 해체(cognitive deconstruction)"인데, 여기에는 변화된 시간 조망, 경직된 사고(즉, 터널 시야, 장기 목표의 부재, 자살계획), 그리고 의미의 거부 등이 포함된다. 전형적인 자살 인지는 "나는 내 가족에게 짐이다", "나는 실수 한 것을 결코 용서할 수 없다", 그리고, "자살은 내 문제를 해결할 수 있는 유일한 방법이다" 등이다(Rudd et al., 2001).

환자들은 "나는 그것을 끝내야만 했다" 또는 "나는 내 생각을 죽이고 싶었다"라고 말하는데,-자살의 행위 이론 모델의 맥락에서, 이러한 행위는 전형적으로 목표-지향적이라고 이해된다: 자살 행동의 목표는 고통, 괴로움, 자포자기 및 절망 같은 특징을 보이는 견딜 수 없는 정신 상태로부터 벗어나는 것이다.

환자의 서사적 이야기에서 종종 무시되는 급성 위기의 한 측면은 해리 증상(dissociative symptom)이다("해리 증상" 글 상자 참고). 심리적 고통이 급성 외상적 경험의 양상을 띠고

있음을 이해한다면 이것은 그리 놀라운 일이 아니다. 여기 한 환자의 전형적인 기술이 있다:

내가 나 자신의 밖에 있다고 느낀 그 순간에, 나는 피가 뚝뚝 떨어지는 것을 보았고, 더 이상 고통을 느끼지 않았어요. 나는 무섭지 않았고, 그리고 어쩐지, 물 위에 있는 적색의 피가 매우 보기 좋다고 느꼈어요.

해리성 상태에 대한 전형적인 묘사는 자신의 바깥에 있고, 통증을 느끼지 않는 것(무통증)을 포함한다. 해리의 정도는 변화할 수 있다:

나는 몽롱한 상태와 현실의 어딘가에 있었어요. 나는 숲 속을 한 시간인가 걸었고, 더 이상 자살을 하지 않을 이유를 생각해내지 못했어요. 나중에 자살할 곳을 찾았을 때에야 생각을 할 수 있었어요. 그제서야 "나는 왜 내 인생을 버리는 거지?"라는 생각이 들기 시작했어요. 그러나 그것은 그저 잠깐이었어요. 나의 감정은 혼란스러웠는데-마치 감정의 롤러코스터에 탄 것 같았어요: 나는 나 자신이 아니었어요.

종종 자해 행위를 하고 나서, 환자들은 어떻게 그들이 "정상상태"로 다시 돌아 올 수 있었는지 묘사한다:

마지막 자상 뒤에 나는 갑자기 무서워졌어요. 갑자기 죽음에 대한 공포와 현실감이 일어났어요: 네가 지금 하는 행위는 잘못된 것이야. 그리고 나는 더 이상 나 자신의 외부에 있지 않았어요. 나는 출혈 상처에 옷을 대고 엄마를 불렀어요.

오르바흐(Orbach, 1994)는 "물어야 할 질문은 무엇이 자살을 유발했는가가 아니라, 개인으로 하여금 그러한 행위를 하게 만든 과정이나 조건이 무엇인가 하는 것이다."라고 주장했다. 환자의 이야기는 해리 반응의 결정적 역할을 보여주는데, 자신의 몸에 무관심하게 하고, 통증과 두려움이 없어지며, 시간 경험이 변경된다. 자살 행위 동안의 해리 증상은 추후에 자살 행동의 위험성을 증가시킬 수 있는데, 왜냐하면 자해가 고통이나 두려움에 대한 부정적인 경험과 관련이 되지 않기 때문이다. 그러므로, 해리 증상은 미래의 자살 위기에서 안도감을 즉각적으로 주는 용도로 사용될 수 있다.

해리 증상들

해리성 장애의 전형적인 증상에는 자기, 자기감, 환경 및 시간 지각의 변화가 포함된다. 이러한 증상은 일시적이며 심각도는 매우 다양할 수 있다. 해리 증상은 급성 외상 반응, 외상 후 스트레스 장애, 급성 스트레스 반응 및 때로는 공황 발작과 관련하여 발생한다. 해리성 증상에 대한 전형적인 기술은 혼란스럽거나 혼동된 느낌, 마비된 느낌, 최면 상태나 꿈에서와 같이 행동하기, 자신의 몸과 연결되지 않고, 신체적 통증을 느끼지 않고(무통증), 왜곡된 시간 감각을 가지면서 "자동 조종 모드(autopilot mode)"에서 작동하는 느낌 등이다.

여러 저자들은 해리성 증상이 급성 자살 위기에서 흔히 발생하며, 자살 환자는 종종 "자동장치"처럼 행동한다고 흔히 묘사한다(Maltsberger, 1993; Orbach, 1994, 2003; Shneidman, 1985). 생애 초기의 외상 경험과 자살의 관련성이 오래 전부터 인식되었던 것처럼 자살과 해리 증상의 연관성은 놀랄 만한 일이 아니다. 오르바흐(Orbach, 1994)는 신체적인 분리와 진통작용으로 인해 해리성 증상은 신체적 자해를 가능하게 하는 전제 조건이라고 주장했다. 정신역동 모델에서는, 신체의 분리는 자기의 분열로 이해되는데, 이것은 정상 상태에서는 신체-정신 단일체를 형성하고 있다가 해리가 발생하면, 환자의 자기는 문자 그대로 분리되고, 현실검증력은 상실된다(Maltsberger, 2004).

외상에 대한 신경영상 연구는 외상성 경험이 신경 네트워크에 저장되어 있고, 유발 상황을 회상함으로써 전형적인 패턴이 재활성화 될 수 있다는 증거를 제공한다(Bremner et al., 1999; Lanius et al., 2001). 급성 외상성 스트레스에서, 신경 비활성화로 인해 전전두엽 피질 기능이 손상되며, 합리적으로 계획하고 생각해서 행동하는 것이 심각하게 훼손된다. 흥미로운 것은, 대본을 이용하여 자살 위기를 상기시키면서 진행한 fMRI 영상 연구에서 자살시도 환자의 신경 활성화의 패턴이 외상 후 스트레스 장애에서의 뇌 신경 활성화와 명백한 유사성을 나타냈다는 것이다(Reisch, Seifritz, et al., 2010).

3.1.6 자살 모드

모드의 개념은 자살의 마음 상태가 특정한 유발 인자에 의해 한 순간에서 다음순간 어떻게 활성화 될 수 있는지를 설명한다(2.3.4 "자살 모드" 글 상자 참조). 환자들은 급성 자살 상태를 온/오프 현상(on/off phenomenon)으로 자주 묘사한다. 모드의 개념은 벡(Beck, 1996)에 의해 처음으로 기술되었는데, 그것은 외부 요구에 동기화된 반응을 제공하고 내부 지시와 목표를 구현하기 위한 메커니즘을 제공하는 통합된 인지-정서-행동 네트워크이다(p. 4). 모드의 행동적 부분은 생리적 시스템을 포함하는데, 여기에는 운동과 감각 시스템의 활동과 함께 자율신경의 각성이 일어나고, 투쟁 또는 도피 반응과 같은 행동을 하게 한다(Rudd et al., 2001, p. 25). 자살 모드에서 인지 시스템은, 무력한 느낌("나는 내 문제에 대해 아무것도 할 수 없어")과 사랑받지 못함("나는 살아갈 자격이 없어. 나는 쓸모 없어")과 같은 핵심 믿음(core belief) 을 가진 자살 신념 체계(suicidal belief system)로 특징지어진다. 정서 시스템은 슬픔, 분노, 불안, 상처, 수치심 등과 같은 부정적인 감정을 포함한다. 자살시도의 병력이 있는 환자의 경우, 자살 모드가 더 쉽게 작동될 수 있으며, 활성화되는 역치가 자살 시도를 하지 않은 사람들보다 낮다. 환자는 자살 모드 상태가 본질적으로 저절로 멈추게 되고, 스트레스를 견디는 능력과 심리적 고통에 대처하는 전략에 따라 자살 모드 지속 시간이 달라진다는 것을 배워야 한다.

우리는 자살을 시도한 후에 자살 모드가 치료에 의해 지워질 수 없다고 가정하는데, 왜냐하면, 자살 모드는 특정 유발 상황에 대한 반응으로 신경 회로에 저장되기 때문이다. 자살 시도의 기왕력이 자살의 주된 위험 요소인 상황에서, 미래에 언제든지 자살 모드가 재활성화 될 것으로 예상하는 것이 현실적이다. 이것은 자살시도 환자의 현실적인 치료 목표는 미래의 자살 위기에 대한 효과적인 대처 전략을 수립하는 방법을 찾아야 한다는 결론에 이르게 한다. 자살 모드의 개념은 환자가 쉽게 이해할 수 있으며 그렇기 때문에 안전 계획 수립의 출발점이 될 수 있다. 환자는 특정 경고 신호를 인식하고 유발 사건에 맞춘 안전 전략을 사용하여 반응하는 법을 배워야 한다. 이것이 ASSIP의 핵심 요소들이다.

3.1.7 요약

급성 자살 위기에서, 환자는 전형적으로 참을 수 없는 정신적 고통의 상태를 경험한다. 그들은 종종 해리의 증상을 특징으로 하는 특별한 마음 상태에 있다. ASSIP에서, 자살은 행위로

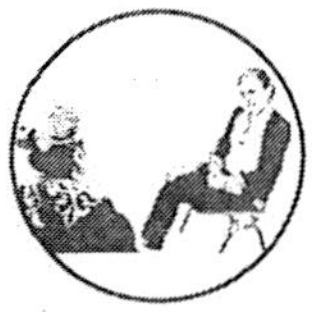

a. 이야기 면담을 통하여 자살위기가 발생한 배경을 탐색하고, 치료 동맹을 수립한다.

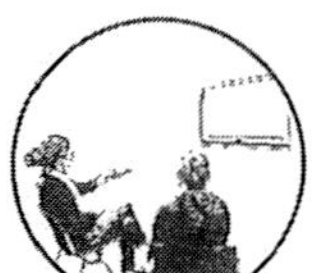

b. 정신적 고통 상태를 정서적이고 인지적으로 촉발하기 위하여 비디오 녹화를 재생한다. 개인의 취약성과 관련이 있는 삶의 중요 이슈들을 파악한다. 정서적이고 인지적인 활성화와 재구조화를 이룬다.

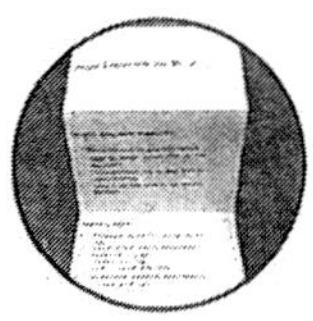

c. 개인적인 경고신호를 파악함으로써 자기 인식을 증진한다. 미래의 자살위기에 대비하여 행동 전략을 수립하고, 초반의 이야기 면담에 재 노출한다.

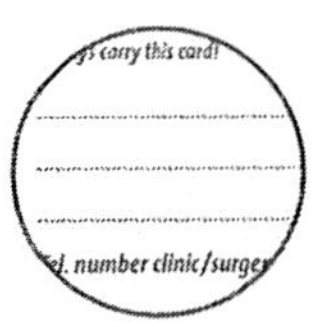

d. 정기적인 편지를 통하여 환자들과 장기간 접촉을 하고, 환자에게 예방 전략들을 상기시킨다.

[그림 4] ASSIP의 구성내용

이해된다(정신장애의 증상이 아닌). 행동은 서사적 이야기를 통해 설명된다. 자살 이야기는 치료 동맹을 수립하기 위한 출발점이다. 자살 모드(온/오프 현상)는 환자가 자살 위기에서 경험하는 정신 상태의 변화를 이해하는 데 유용한 개념이다. 자살시도 후, 자살 모드는 치료로 지워지지 않는다고 가정된다. 그러므로 자살시도 후의 현실적인 치료 목표는 환자와 긴밀히 협력하여 경고 신호 및 안전 전략을 포함한 인지 행동 계획을 수립하여 향후 자살 위기에서 새로운 대응 패턴을 사용하게 하는 것이다.

- 그러므로, 단기 치료는 다음과 같은 목표를 포함해야 한다([그림 4] 참고).

- 환자의 서사적 이야기를 통한 상호 이해에 도달할 것;
- 의미 있는 치료 관계를 수립할 것;
- 자살에 대한 정신-생물학적 모델의 정신교육과 소개
- 정서적 및 인지적 활성화 및 재구조화;
- 자기-인식을 증진 시킬 것;
- 자살 위기에 선행하는 경고 신호를 규명할 것;
- 행동-지향적인 대처 전략을 개발할 것;
- 장기적인 치료 정박지를 제공 할 것.

3.2 ASSIP: 기본내용

3.2.1 목표 및 치료 환경

ASSIP 단기 치료는 최근 자살시도를 한 환자들을 위해 고안되었다. ASSIP이 장기간 치료를 대체하지는 않으나, 최소한의 치료 회기를 통해, 자살 위기의 배경을 밝히고 행동 예방 조치를 수립하는 것을 목적으로 하는 구체적이고 임상적인 접근방법이다. 따라서 ASSIP은 장기적인 치료를 진행하면서 보완하는 형태로 간주해야 한다. 이상적으로, 초기 신체적 및 정신적인 안정화 기간인 14일 이내에 환자들이 ASSIP을 받도록 의뢰되어야 한다(부록 1 참조). ASSIP에서 하는 치료내용이, 환자가 받고 있는 현재 치료에 통합될 수 있도록 의뢰한 치료자와 접촉해야 한다. 의뢰한 치료자나 환자의 현재 자살경향성에 대한 평가를 포함하여 각 회기가 끝난 후 이에 대한 간략한 피드백을 받는것이 이상적이다.

ASSIP은 다양한 치료 환경에서 시행할 수 있다. 입원, 퇴원 또는 낮병원에서 적용할 수 있다. 그렇지만 정신병적 질환(psychotic disorders) 증상이 있으면서, 자살 경향이 있는 환자에는 적합하지 않다. 이러한 환자들은 망상 및/또는 환청으로 인하여 갑작스럽게 자살 충동을 행동화 할 수 있다. 기저에 있는 자살경향성에 대한 치료적용이 어려울 수 있는데, 축발 사건에 대한 통찰력이 부족한 경우가 많기 때문이다. 또한 저자들의 경험상, 경계선 인격장애를 환자들은 ASSIP이 효과적이지 않다. 경계성 인격장애의 상태는(보통 ASSIP에서 사용하는 치료요소를 포함하는) 집중적이고 장기적인 치료가 필요하다.

3.2.2 ASSIP 치료 과정의 요인들

치료효과 요인과 치료 모듈은 [그림 5]에 제시하였다. 치료 동맹은 ASSIP에서 핵심적이며, 환자가 자살 위험 감소를 위해 참여하도록 동기를 부여하는데 있어서 매우 중요한 역할을 한다. ASSIP에서, 도움 동맹 질문지(Helping Alliance Questionnaire, Alexander & Luborsky, 1986)로 평가한 동맹(alliance)정도가 추적기간 동안 자살사고 감소와 관련이 있는 것으로 나타났다(Gysin-Maillart et al., 2015).

치료 동맹을 형성하기 위한 핵심 요소는 비디오로 녹화하는 이야기 면담으로, 자살 위기에 이르기까지의 환자 이야기를 공감하고 환자 중심으로 이해할 수 있게 한다.

*녹화 비디오 재생(video playback)*은 안전한 환경에서 자살 모드를 활성화하고 환자의 이야기를 재구성하는데 활용한다. 녹화된 비디오를 통한 직면 과정에서 자살 위기와 관련된 중요한 삶의 문제들을 확인한다. 이 과정은 *인지-감정 스키마(cognitive-emotional*

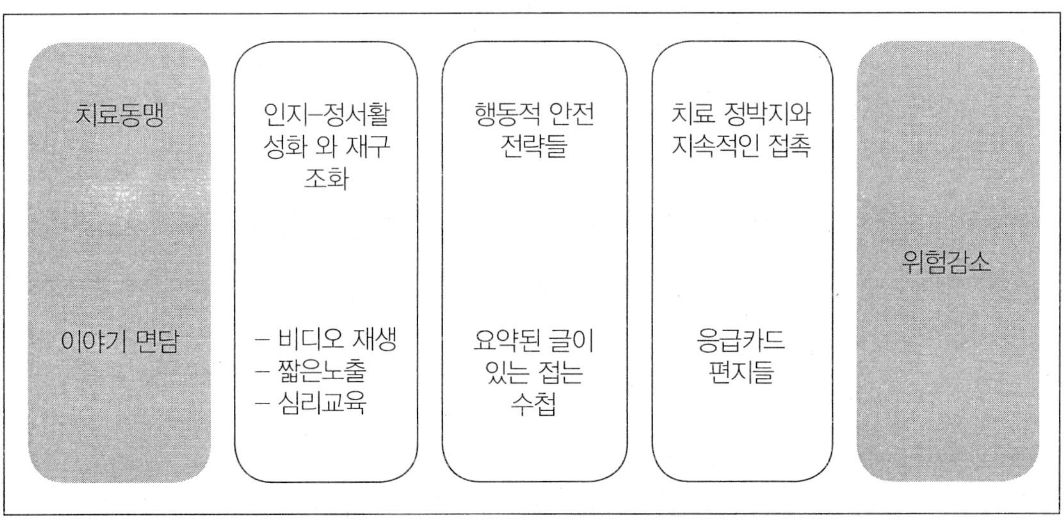

[그림 5] 자살시도 단기 개입 프로그램의 치료 경과 요인들과 모듈들

*schemata)*를 파악하고 재구성 할 수 있게 한다.

*심리교육 유인물*은 자살경향성을 이해하기 위하여 상호 공유하는 모델을 파악하기 위한 목적이 있다. 환자의 피드백을 통해 개별적인 측면들이 하나의 모델로 통합될 수 있다.

*개별적인 경고 신호들*을 환자와 협력하여 파악함으로써 환자가 임박한 자살위험을 조기에 인식할 수 있게 한다.

*행동 안전 전략 개발*은 환자와 함께 만들어간다. 급성 자살 위험에 대한 안전 전략과 함께 이러한 위기의 배경, 장기적 조치(예:장기적인 치료에서 처리해야 하는 문제)및 개별 경고 신호를 *요약한 서식*을 환자에게 제공한다. 신용카드 크기의 접는 수첩(Laporello)[4] 에 안전 계획을 요약해 적어놓는다.

4회기 치료에서, 첫 회기에 비디오 녹화한 자살위기에 대한 이야기 면담에 노출하면서 안전 전략들을 예행연습한다.

2년 동안의 정기적인 편지는 최소한의 치료 관계를 유지하도록 하며, 안전기지 개념에 해당되는 치료적인 정박지를 제공한다. 환자들은 전문적인 관리 체계에 신속하고 직접 접근할 수 있다는 점을 상기한다.

3.2.3 ASSIP 각 단계와 개요

ASSIP은 4회기 치료와 이후 편지를 통한 지속적인 접촉으로 구성된다. 필요한 경우 추가 치료 1회기를 진행할 수 있다.

1회기. 이야기 면담은 환자로 하여금 자살 위기에 숨어있는 이야기를 치료자에게 말하도록 격려하는 것이다. 환자의 이야기를 비디오 녹화한다. 회기를 마치면 환자의 현재 자살경향성을 평가해야 한다(부록 4 참조).

4) 아코디온처럼 종이가 길게 접혀 있는 아코디온 모양의 책 또는 접이책을 말함. 이름은 모짜르트(Mozart) 오페라 등장인물 Laporello에서 유래되었는데, 그는 바람둥이 돈 조반니(Don Giovanni)의 하인이었다. 레포렐로는 주인이 유혹한 여성들의 명단을 지니고 있었다. 그 숫자가 100을 넘었을 때, 그는 종이를 접을 수 있는 공책으로 만들어야 겠다는 아이디어를 생각해냈고, 오페라 계단에 올려놓았다. 레포렐로는 이후 접을 수 있는 팜플릿을 지칭하는 것으로 사용되었다.

2회기. 비디오 재생: 비디오로 녹화된 인터뷰-또는 인터뷰에서 발췌한- 내용을 환자와 함께 시청한다. 일정 간격 시청한 후 주기적으로 비디오 재생을 멈추어, 시청한 내용을 되돌아보고 추가 정보를 확인한다. 회기를 마치면서, 환자에게 "자살은 합리적이지 않은 행동"의 유인물을 주고, 내용을 읽어보고 의견을 적어오도록 과제를 준다(부록 3 참조). 치료자는 환자의 취약성과 자살 유발 요인을 중심으로 사례 정리를 글로 적는다.

3회기. 과제로 주었던 내용에 대한 환자의 피드백을 함께 토론한다. 사례 정리, 경고 신호와 향후 안전 전략들을 환자와 긴밀한 협력을 통해 완성한다 환자에게 완성된 서식을 전달하고, 이와 함께 치료에 참여하는 다른 건강 관리 전문가들에게도 복사본을 제공한다. 또한, 환자에게 장기적인 목표, 경고신호 및 행동 안전 전략들이 요약된 신용카드 크기의 접는 수첩과 의료 시스템에 신속하게 연결할 수 있도록 하는 응급 카드를 제공한다.

4회기(선택사항). 환자의 최근 자살시도에 노출하기. 처음 회기에서 녹화한 자살 위기에 관한 이야기 면담을 비디오 녹화한 것을 다시 보면서 안전 전략들을 점검하고 예행 연습한다.

편지: 환자와의 대면 치료 이후 2년에 걸쳐 정기적으로 반표준화된(semistandardized) 편지를 환자에게 보낸다. 편지들이 치료적인 접촉을 유지하게 한다. 그리고 장기간의 자살 위험과 안전 전략의 중요성을 환자에게 상기시켜 준다.

3.3 ASSIP 치료 회기

3.3.1 일반적인 사항들

ASSIP 단기 치료는 3-4회기로 구성되어 있으며, 2주에서 4주 사이에 시행하는 것이 이상적이다. 그렇지만 치료 시점은 환자의 정신 상태(예: 심한 우울증)와 외부 상황에 따라 조정해야 한다. 치료 회기는 60-90분으로 정한다. 치료 기록을 하는데 추가 30분이 소요되며, 해당되는 경우. 담당의사에게 서면으로 피드백을 한다.

중요한 정보

ASSIP은 자살시도 환자에 대한 일반적인 임상 접근의 부가적인 치료로 개발되었다. 환자의 정신상태, 정신의학적 진단과 자살 위험에 대한 면밀한 평가는 ASSIP에 포함하지 않는다. 그렇지만, 저자들은 ASSIP의 환자중심의 이야기 접근 방식에 적합한 협력적 평가도구(collaborative assessment tool)인 자살 상태 양식(Suicide Status Form, SSF-Ⅲ; Jobes, 2006)을 사용하였다. 자살 환자를 대하는 전문가의 책임성은 ASSIP을 진행하는 임상 환경에 따라 달라진다. 만약 ASSIP 치료 중인 환자가 급성 자살 위험 징후를 나타낸다면, 치료자는 임상적인 책임을 맡아야 한다. 보통 이러한 경우, 환자에게 치료자가 우려하는 점을 알려주고 적절한 안전 조치를 논의한다. 필요한 경우, 위기에 처한 환자를 담당의사와 협력하여 환자를 안전한 보호병동에 입원해야 한다.

부록 4 "자살 위험 평가"와 부록 5 "자살 상태 양식"을 참조

많은 환자들은 자신들의 이야기를 하고 싶어 하고, 그들의 이야기를 경청하기 위해 충분한 시간을 할애하는 사람과 함께 있는 것을 감사한다. 어떤 환자들은 주저하면서, 테스트하듯이 무슨 일이 있었는지 간단하게 요약해서 말하는 것으로 시작한다. 이러한 환자들은 대할 때, 치료자는 공감적이고 지지적인 태도로 환자가 격려와 인정받는 느낌을 가지도록 함으로서, 환자가 어떤 일이 일어났었는지 더 자세하게 말하고 자신의 자서전적인 이야기로 확장하는데 집중하게 된다. 더욱이 환자들은 수치심, 슬픔, 절망 등의 강렬한 감정에 대하여 타당화와 공감적 이해가 필요하다.

때때로 환자들은 약속을 지키지 않거나, 취소하거나, 뒤로 미룬다. 그 이유가 무엇인지, 이전 ASSIP 회기와 관련이 있는지 여부를 파악하기 위한 노력을 하는 것이 중요하다. 환자와 적극적으로 연락하는 것을 권장한다(직접 전화 또는 필요한 경우에는 가정 방문). 일부 환자들은 ASSIP을 유지할 만큼 정서적으로 안정되기 이전에, 정신적으로 무너진 상태에서 회복할 시간이 더 필요하며; 다른 환자들은 치료에 대한 비밀유지에 관해서 안심시킬 필요가 있다.

3.3.2 면담실 환경

첫 회기에는 비디오 카메라가 필요하다. 치료자는 환자와 면담을 하기 위해 면담실 환경을 준비해야 한다. 두 개의 편안한 의자는 90도와 120도 사이의 각도로 놓는다. 비디오 카메라 초점은 환자와 치료자 모두 포함하게 한다. 저자들은 벽에 고정된 두 대의 카메라를 사용하여 모니터에 분할 화면 디스플레이가 가능하게 하였다(환자와 치료자는 화면 정면과 측면에서 비추어진다). 2회기 및 4회기(선택사항)에서 녹화한 비디오를 재생하기 위하여 모니터가 달린 비디오 녹화기가 필요하다. 비디오 재생을 할 때 환자와 치료자는 의자를 나란히 앉도록 배치한다([그림 3] 72쪽). 3회기에 서면 자료를 함께 수정할 때에는 모니터 앞에 있는 치료자 옆에 환자가 앉는다.

3.4 1회기: 이야기 면담 진행

3.4.1 도입부

1회기는 환자가 자살시도를 하게 된 상황을 이야기 하도록 격려하면서, 이야기 면담과 비디오 녹화를 한다. 이야기 면담의 목적은 자살 행동으로 이어진 개인적인 심리기전을 자전적인 맥락에서 환자와 치료자가 함께 이해하고, 특정 취약성과 촉발 사건들을 찾아내는 데 있다. 면담은 보통 20분에서 40분 정도 지속된다. 치료는 환자가 이미 ASSIP과 치료 진행 안내문을 받았더라도, 치료자가 치료 목적을 환자에게 간략하게 설명하는 것으로 시작된다. 기본사항으로, 환자들은 자살시도 이후 증가된 자살 위험과 ASSIP이 예방적인 안전 전략 수립을 목적으로 하는 단기간 구조화된 치료법이고, 치료 후 2년여간 편지를 통하여 치료 연결을 유지한다는 내용의 설명을 듣는다. 치료자는 환자가 절차를 이해하였는지 확인하고, 질문이 있는지 물어본다. 비디오 녹화가 치료에서 필수적인 부분이고, 녹화된 면담내용은 2, 4회기에서 되돌려보는 시간에 사용될 것을 설명하는 것이 중요하다. 비밀유지 내용이 포함된 비디오 녹화 동의서에 환자와 치료자 모두 서명한다(부록 6 참고). 이 서류는 치료자의 문서들과 함께 보관한다(3.6 참고). 일부 치료자는 면담실에서 시작하기 전에 치료 도입 부분을 먼저 마무리하는 것을 선호하는데, 이는 환자가 설명을 듣고 동의한 경우에만 비디오 카메라 녹화를 시작하기 위해서이다.

3.4.2 1회기 구조

ASSIP을 소개한 후 이야기 면담을 시작한다. 이때 치료자는 환자 자신이 이야기의 주인공이라는 것을 분명히 알려 준다.

> *어떻게 해서 자살시도를 하게 된 상황에 이르게 되었는지 당신의 이야기를 듣고 싶습니다.*

> *저의 경험으로 보아, 자살시도 뒤에는 늘 숨겨진 이야기가 있습니다. 당신의 이야기를 듣고 싶습니다.*

치료자는 환자가 주도적으로 말하도록 명확하게 기회를 주고, 환자가 이야기 할 수 있다는 것을 신뢰해야 한다(3.1.4 참고). 대부분 환자들은 의사가 질문하는 진료 환경에 익숙하기 때문에 처음에는 자신들의 이야기를 시작할 때 주저하면서 면담자의 추가 질문이 있는지 기다리지만, 곧 긴장을 풀고 자신감 있게 말하게 된다. 일부 환자들은 "어떤 이야기부터 시작할까요?"라고 질문하며, 치료자는 "당신에게 달려 있어요, 말하고 싶은 부분부터 시작 할 수 있어요."라고 대답한다. 일반적으로 환자들은 과거 사건에 대한 이야기부터 시작한다("2년 전에, 남자친구가 갑자기 나를 떠났는데, 그 이후 우울증에 시달리게 되었어요."). 그리고 나서 급성 자살위기에 대하여 이야기 한다("그래서 다른 사람과 사귀었지만, 똑같은 일이 다시 반복되었어요. 저는 혼란스러움과 절망감으로 일을 할 수 없었고 자살에 대한 생각을 하기 시작했어요."). 그리고 자주, 치료자가 적극적으로 개입하지 않아도, 환자들은 급성 위기를 자신들의 어린 시절 경험과 연관시킨다("그 이야기는 사실은 내 어린 시절로 돌아가게 해요,").

치료자는, 특정 문제의 해답을 얻지 못하고 중요한 주제들을 단지 언급만 한 경우라도,

환자가 이야기를 멈추는 것을 허용하고, 이야기 중간에 방해하면 안 된다. 중요한 주제들은 필요하다면 나중에 자세히 파악하기 위해 기록해 놓을 수 있다. 환자가 자기 이야기를 하는 동안 치료자에게 허용되는 유일한 질문들은 환자의 상황을 이해하는데 필요하기 때문에 명료화할 필요가 있을 때이다. 참고: 이야기 면담은 똑똑한 치료자가 해석(interpretations)을 하는 장소가 아니다!

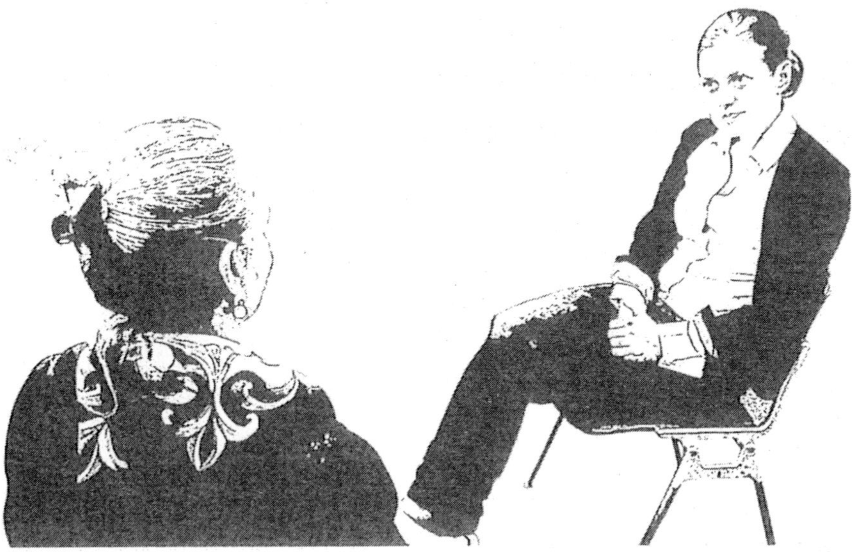

자신의 이야기의 전문가로서, 환자들은 자살 위기에서 동떨어진 것처럼 보이는 지점에서 이야기를 시작하더라도, 자유롭게 말하도록 허용되어야 한다. 환자가 스스로 이야기를 마칠 때에만, 치료자는 정보를 더 얻기 위하여 자세한 질문을 할 수 있다. 이를 위해서는 항상 개방형 질문, 즉 예 또는 아니오 로 답할 수 없는 질문을 하는 것이 중요하다. 치료자들은 왜(why)라고 질문하는 것을 피해야 하는데, 이는 이야기를 계속하도록 격려하는 것이 아니라, 별 생각 없는 짧은 대답을 유도하기 때문이다.

개방형 질문의 예:

이 부분에 대하여 좀더 이야기 해줄 수 있나요?

당신이 나에게 설명한 것을 이해하기 위하여, 이에 대해 더 자세히 설명해 주시겠어요?

어떻게 당신 마음속에 자살이 해결 방법으로 떠오르기 시작하였는지 말해 줄 수 있으시겠어요?

예를 들어 과거의 자살위기와 같이 좀 더 자세한 정보를 얻는 것이 필요할 수 있다. 개별적인 경고 신호를 설정하고 안전 전략을 세우려면, 가능한 많은 세부 사항들을 아는 것이 중요하다.

그 일이 어떻게 일어났는지 더 정확히 말해 줄 수 있나요?

우리가 당신이 어떻게 약물을 과다 복용하게 되었는지, 느린 속도로 보고 있다고 상상해 봅시다.

환자가 이야기를 마무리 하고 회기를 종결할 시점에, 치료자는 정보를 얻기 위하여 주도적이 될 수 있다. 필요하다면, 2회기에서(비디오 재생) 추가 정보를 얻을 수 있다. 드물게 조리없이 말하는 경향의 환자들은 어느 정도 구조화가 필요할 수 있다–환자가 정해진 시간 내에서 제대로 이야기 하지 못하는 것을 파악하게 되는 경우이다(이야기 중에 잠깐 실례해도 될까요? 시간의 흐름상, 자살이 해결책이라는 생각이 들었던 시점부터 이야기를 하면 어떨까요?). 3.9 "ASSIP을 실제 시행할 때 일어날 수 있는 어려움들"을 참고할 것.

임상 삽화

이야기 면담 시작하기

치료자: S 씨, 이제 자살시도를 하게 된 상황에 대하여 직접 이야기를 듣고 싶습니다. 어떻게 그 일이 일어나게 되었을까요?

환 자: 어디서부터 시작을 해야 할까요. 사실 이 문제는 처음 위기를 경험하였던, 학교생활에서 시작되었어요. 그 당시에 나는 앞으로 무엇을 해야 할지, 내 자신을 위하여 무엇을 해야 할지를 몰랐어요. 모든 것이 나에게는 너무 벅찼어요. 미래에 대한 두려움이 매우 심했어요. 한 친구가 어려운 시기를 이겨내도록 나를 도와주어서, 자신을 해치지 않고 극복해 낼 수 있었어요. 그 후, 2년 전에 남자 친구가 갑자기 내 곁을 떠나고 나서, 처음 자살시도를 했을 때까지는 사실 잘 지내고 있다고 느꼈어요. 지금의 위기는 가을부터 시작되었어요. 모든 것이 한꺼번에 고장이 나버린 것 같았어요. 지금 돌아보면, 어리석었던 것 같지만, 그 당시에는 모든 것에 나에게는 너무 힘들었어요. 우선 그 당시 사귀었던 남자 친구와 헤어졌어요. 남자 친구를 유일한 사람으로 생각했었기 때문에 정말 마음의 상처를 받았어요. 얼마 지나지 않아 무릎 수술을 받기 위해 병원에 3주간 입원해야 했지요. 모든 것을 잃어가고 있다는 느낌에 압도당하였고, 그것을 멈추기 위해 내가 할 수 있는 있을 아무것도 없었어요. 제가 완전히 통제력을 잃어버리고, 영혼이 상처 받고, 점점 더 악화되고 있다는 느낌으로 인하여 너무나 두려웠어요. 하지만 그 후 4주경 전에, 남자친구가 다시 나에게 연락을 했어요. 친구들이 나에게 경고를 했지만, 여전히, 나는 그를 만나기로 결정했어요. 그에 대한 나의 이전 감정들을 다시 느꼈어요. 그가 다른 여자와 춤추러 다닌다는 것을 알게 되기까지는요. 갑자기, 그 오래 된 고통이 다시 나타났고, 사람이 아닌 흙덩어리로 대우받는 느낌이 들었어요. 내가 생각할 수 있었던 유일한 해결책은 이 모든 것을 끝내는 것이었지요. 그렇게 생각하기까지 오래 걸리지 않았어요. 지난 수요일에 약국 세 곳을 다니면서 가능한 많은 진통제를 사 모았어요.

3.4.3 1회기 종료

첫 회기를 마무리할 시점에, 치료자는 환자가 이야기한 내용을 인정하고 타당화 해 주어야 한다. 필요하다면, 치료 회기 중에 드러난 환자의 개별적인 취약성을 언급할 수 있다. 예를 들면, 치료자는 다음과 같이 말할 수 있다.

> *당신은 지금 저에게 자살시도를 하게 된 상황과 그 뒤에 숨어있었던 이야기에 대하여 잘 알려주었습니다. 저는 당신이 살아오면서 많은 상실과 어려움들을 겪었다는 것을 이해하게 되었다고 생각합니다. 당신의 감정적인 반응들은 당신이 말한 바와 같이 여덟 살 때 부모님들과 충격적인 이별 경험과도 관련이 있을 수 있다고 생각합니다.*

첫 회기를 마무리하기 전에, 구조화된 자살 위험도 평가를 할 것을 강력하게 권고한다. 이상적으로는, 환자와 협력하여, "자살 상태 양식(Suicide Status Form, SSF-Ⅲ)"을 사용하는 것이 좋다(SSF-Ⅲ; "Suicide Status Form(SSF-Ⅲ)" 양식 및 부록 4, 5 참고할 것). 첫 회기에서 위험 평가를 하는 것은, ASSIP 치료자들이 자살 환자들을 대할 때 필요한 전문적인 책임의 하나로서 중요하다. 담당 의사에게 피드백을 주는 것 또한 중요하다. ASSIP 치료의 한 측면은 환자와 긴밀한 협력을 함으로서, 치료자가 환자의 자살경향성을 평가한 내용이 환자의 임상치료에 중요한 정보가 된다는 점이다

치료자는 환자 이야기를 중점적으로 다룬 후에, 자살 위험성을 정확하게 파악하기 위하여 자살경향성의 다양한 측면을 파악하는 일련의 질문들을 하게 될 것이라고, 간략한 설명과 함께 SSF-Ⅲ를 소개한다.

경험적으로, 대다수의 환자들은 감정적으로 영향을 받았음에도 불구하고 이야기 면담이 안도감을 주었다고 하였다. 환자가 정서적으로 불안정할 경우 병동으로 돌아갈 때에 동행해 주거나, 친구나 가족이 환자와 함께 집에 가도록 중재하는 것이 필요할 수 있다. 매우 드물게, 높은 자살 위험 때문에, 환자가 입원해야 할 필요가 있을 것이다. 이러한 과정은 항상 환자, 담당 의사 및 임상 관리 책임을 가진 건강 전문가와 긴밀하게 협력하여 진행해야 한다.

치료자는 첫 치료 회기를 끝낸 후. 치료 내용을 요약한 초안을 적도록 권장된다(3.6.1

"사례 정리와 자살위기의 배경" 글 상자 참조). 이 작업은, 2회기에서 확인되지 않는 측면들을 자세하게 하는데 도움이 된다. 비디오 재생에서 선택할 녹화 면담 내용의 특정 순서를 메모하는 것도 도움이 될 것이다.

자살 상태 양식(Suicide Status Form, SSF-Ⅲ)

자살 상태 양식은 데이비드 좁스(David A. Jobes)가 "자살경향성의 협력적 평가 및 관리(Collaborative Assessment and Management of Suicidality, CAMS; Jobes, 2006)"에서 사용한 핵심 평가 임상 도구이다. CAMS는 바람직한 결과를 얻기 위하여, 자살위험에 대한 임상에서의 위험 평가, 치료 및 추적을 하기 위하여 고안된 일련의 특정 절차들을 포괄한다. CAMS는 개인의 자살경향성과 생명을 지키는 임상적 돌봄 평가에 필요한 핵심적인 치료 수단에 해당하는 치료 동맹을 최우선 기반으로 만들어졌으며, 다양한 임상 현장에서 평가에 사용되었다(Jobes, 2012), 핵심 요소는 환자의 자살 위험을 협력적으로 평가하도록 강조하는, 치료 초기 임상 활동이다. SSF는 '환자의 시각으로 자살 위험을 확인하는 것'을 중요시하는 정성적 도구이다. 자살 위험의 치료와 추적을 포함하여 자살 위험의 초기 평가와 문서 작성 방법을 제시하는 7쪽 분량의 임상 도구이다.

ASSIP에서, 저자들은 161쪽을 평가 도구로 사용한다. 처음 회기를 마칠 때 평가한다. 이때 정서적인 고통과 자살 갈등에 대한 좀 더 구조화된 평가의 중요성을 설명하는 간략한 안내를 한다. 평가는 환자가 직접 양식을 작성하고 치료자가 자문가, 코치 그리고 협력자로서 옆자리에 앉아 환자를 보조해주는 형식을 취한다. 평가를 마치는데 15~20분 정도 시간이 소요된다. 현재의 자살경향성과 최근 자살위기를 비교하기 위해, 면담자는 환자에게 최근 자살하기 직전 상황을 상기시켜 SSF-Ⅲ의 처음 여섯 문항을 먼저 작성하게 할 수 있다.

SSF-Ⅲ 섹션들은 정신적 고통, 스트레스, 동요, 절망, 자기혐오와 자살 위험의 자가 평가 등과 같은 자살위험의 핵심 측면들에 중점을 둔 에드워드 쉬나이드만(Edward Shneidman, 1987)과 아론 벡 등(Aaron Beck et al., 1979)의 이론들을 근거로 한 리커트 척도(1–5)의 6개 문항이 포함된다. 그 다음 항목으로 SSF 삶의 이유(Reasons for Living;RFL) 와 죽음 이유(Reasons for Dying; RFD) 부분이 있다. 이 영역은 리네한의 삶의 이유 척도(Reasons for Living Inventory) (Linehan, Goodstein, Nielsen과 Chiles, 1983)에 근거하여 만들어졌다. 이

계속

부분은 자살 갈등에 포함된 내적인 논쟁을 다룬다. 이어서 삶에 대한 희망과 죽음에 대한 희망(Wish to Live versus Wish to Die) 평가를 한다. 그리고 SSF 단 하나의 대응(One Thing Response)이 이어진다(더 이상 자살 충동을 느끼지 않도록 도와 줄 단 한가지는…). SSF를 사용할 때 CAMS 매뉴얼(Jobes, 2006)을 참조할 것을 권장한다.

자살 위험 평가상, 처음 여섯 개 문항의 최고 리커트 점수(5)는 전체/대부분 문항에서 가장 임박한 자살위험을 의미한다. 삶의 이유(RFL)대 죽음의 이유(RFD)문항 답변에서는, 치료자는 위험요인 뿐만 아니라 보호요인(예:가족, 아이들)을 파악할 것이다. 살고 싶은 소망(Wish to Live)과 죽고 싶은 소망(Wish to Die) 문항에서, 환자는 어느 것에 더 점수를 줄 것인지 결정해야 하고, 단 하나의 대응 응답(One Thing Response) 문항은 치료 계획을 세우는데 어디에 중점을 두어야 하는지를 알려준다.

3.5 2회기: 비디오 재생

3.5.1 도입부

2회기는 1회기를 마친 후 1주 내에 시행하는 것이 가장 좋다. 2회기 목적은 환자가 1회기에서 이야기 하였던 자살 과정을 환자와 치료자가 함께 보는 것이다. 이 과정은 관찰자의 관점에서 이루어지며, 환자는 더 자세한 정보를 제공하고 설명을 한다.("비디오 재생" 글 상자 참조). 비디오 재생을 통하여, 치료자와 환자는 자살 과정을 자세히 들여다보면서, 단계별로 자살 과정을 분석하며, 자살 위기와 관련된 중요한 삶의 문제들을 파악해나간다. 결과적으로는, 환자가 이야기한 내용들을 정서 및 인지적으로 재구성 하고, 안전 계획 수립을 위한 준비를 하는 것이다.

비디오 재생

비디오 재생 및 자기-직면 기술은 몇몇 저자들에 의하여 소개되었다(Hermans & Hermans-Jansen, 1995; Kagan, Krathwohl, & Miller, 1963; Young et al., 1994). 발라흐 등(Valach et al., 2002)은 자살 환자들과 대화한 내용을 비디오 녹화한 후 곧바로 재생하여 보여주었다. 환자들에게 면담 중 경험한 생각, 감정, 감각 뿐만 아니라, 추가적으로 하고 싶은 어떤 말이라도 하도록 요청하였다. 1~2분간 영상을 시청한 후 영상을 일시 중지하고, 환자에게 이야기 하도록 권하였다. 중요한 구간별로 영상을 재생하고 멈추는 방식으로 진행된다. 이는 자살 행동과 관련된 감정 및 인지적인 기전에 대한 숙고를 강화하고 통찰력을 얻기 위한 전략으로 사용되어 왔다.

비디오 재생을 한 후 환자가 다음과 같은 글을 적었다.

의사 선생님께
지난 번 만난 이후 마음이 편안해 졌습니다. 일주일 전 즈음 자살 생각이 다시 올라오는 것 같은 느낌을 받았지만, 3주전 자살시도를 했을 때보다 훨씬 기분이 나았습니다.
그때 이후로, 저는 친구들과 더 많은 이야기를 나누었고, 무슨 일이 일어났는지에 대해 설명하기 위해 계속해서 노력했습니다. 면담이, 무엇보다도 나중에 함께 영상을 보았던 것이, 제가 탐색을 해나가는 과정에 많은 것들을 제공하였다고 느낍니다. 오늘은 자살시도나 자살 그 자체가 얼마나 어리석은 생각이었는지, 저에게 더 분명하게 다가옵니다.
다시 한번 감사드리며
안부를 전합니다
R.W. 드림

행위이론 관점에서, 비디오 재생 기법은 환자와 치료자가 함께 하는 활동으로, 개인 삶의 맥락에서(자전적인) 자살 위기를 이해하고 의미 있는 예방 조치를 수립하는 것을 공동의 목표로 한다. ASSIP에서 비디오 재생은, 환자가 흔들림 없이, 자살 모드로 "조절된 재몰입(controlled re-immersion)"을 하도록 한다. 주 목적은 지지적이고 안전한 환경에서 내부자의 관점과 외부 관찰자의 관점 모두를 고려하면서, 환자의 자살 이야기를 분석하고 재구조화하는 것이다. 이 과정은 치료자와 환자가 나란히 앉아 녹화된 면담을 함께 보면서, 자살

계속

위기와 연관된 개인적 취약성을 이해하는데 함께 협력하면서 이루어진다. 그러므로 비디오 재생은 최근 자살 위기의 정서 재통합과 인지적 재구조화를 위한 치료과정으로서 중요하다.

이중 처리 모델(dual processing model) 관점에서(2.3.4 참고할 것) 비디오 재생을 살펴보면, 치료자와 환자가 함께 면담 녹화 기록을 보는 것은 시스템 1(System 1) 처리과정으로 간주할 수 있는데, 이는 의식적인 입력이 거의 없거나 아주 없는 상태에서 자살 모드가 자동적, 직관적 그리고 빠르게 작동하는 것을 말한다. 그러면서 주체자로서 의식적 경험, 선택, 집중과 연관되어 있는 시스템 2(System 2)가 동시에 활성화된다. 이 모델에서 궁극적인 치료 목표는 특정 패턴(자살경고)이 감지될 때, 주의를 기울여 시스템 2(System 2)가 작동되도록 시스템 1(System 1)을 프로그램화 시키는 것이다(Kahneman, 2011).

3.5.2 2회기 구조

회기 처음에, 환자에게 지난 첫 치료 회기에 대한 피드백을 얻는다. 이야기 면담 후 어떻게 느끼는지, 1회기 이후 자살 모드가 다시 활성화되었을 때 어떻게 대처하였는지 파악하는 것이 중요하다. 드물지만, 환자들이 여전히 감정적으로 불안정하고, 녹화된 면담내용을 직면하는 것이 무척 힘들 수 있다. 이 경우에는 비디오 재생의 장단점을 환자와 열린 마음으로 의논해야 하며, 비디오 재생을 안하고 회기를 진행해야 할 수도 있다. 환자들이 자신들의 감정과 생각을 더 심도 있게 이야기하도록 권하면서, 치료자가 받은 인상(impressions)을 더 보충해 나가며 질문들을 통해 환자와의 대화를 이끈다.

2회기에는 세 가지 목표를 염두에 두어야 한다

1. 일반적으로 자전적인 맥락(생애의 문제들)에서 드러나는, 환자의 개별적인 취약성을 더 잘 이해함
2. 1회기에서 진행되지 않았다면, 현실에서의 자살 행동을 자세히 파악하는 것(느리게 비디오를 재생하듯이)
3. 과거의 정서적인 위기 상황에서 환자 자신의 안전 전략이 어떠했는지에 대한 일부 정보들을 처음 파악함

치료 회기는 다음과 같은 안내로 시작한다.

오늘은 당신이 자살시도에 대하여 당신의 목소리로 들려준 비디오 녹화를 같이 볼 것입니다. 특정 사항에 대하여 언급하거나 더 많은 내용을 말하기를 원하면, 언제든지 재생을 중단해도 됩니다. 제가 어떤 내용에 대해 더 이야기 듣고 싶은 부분이 있어도 재생을 멈추겠습니다. 또한 당신 스스로 당신 자신의 이야기를 듣는 것이 어떠한지와 비디오를 보면서 어떤 감정과 생각이 떠오르는지를 알고 싶습니다. 만약 당신에게 너무 부담이 된다면 언제든지 저에게 비디오 재생을 멈추자고 이야기해도 됩니다.

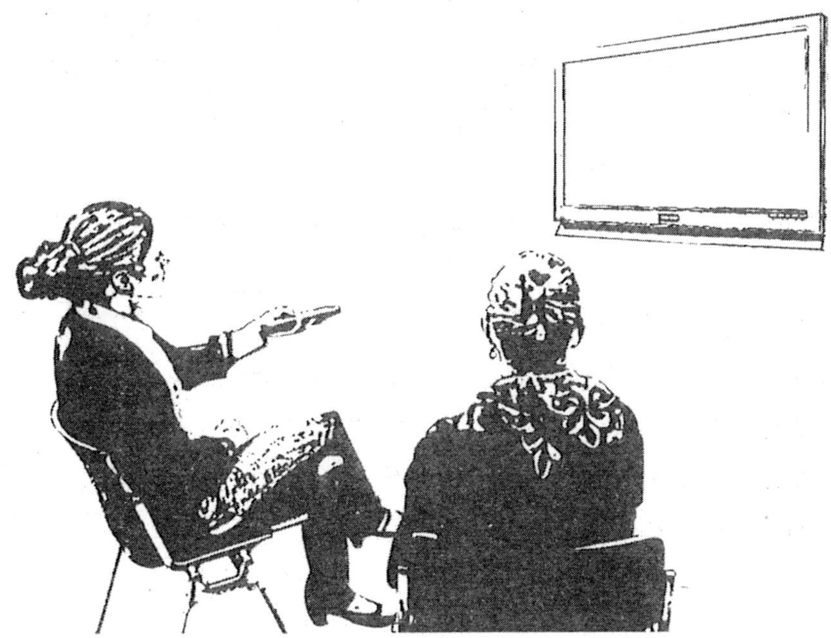

설명 후에 치료자가 환자 옆에 나란히 앉아서 비디오를 재생하기 시작하는데, 이는 치료가 협력적인 활동이라는 점을 확실하게 한다. 제한된 시간과 명료하게 할 내용들을 고려하여, 회기 시작되기 전에 치료자는 일련의 내용 순서로 진행되도록 선택할 할 수 있다.

치료자는 환자가 정보들을 추가하고, 감정과 생각을 표현하며, 그 자신의 이야기를 보고 들으면서 어떤 느낌을 받는지를 이야기하도록 반복하여 권한다. 치료자는 환자와 밀접하게 협력하면서, 드러나기 시작하는 자살위기를 초래하게 된 패턴을 파악하기 위한 노력을 기울여야 한다. 환자에게 다시 그 상황으로 돌아가보도록 요청한다(그 당시 어떤 기분이었는지

임상 삽화

비디오 재생 시작

치료자: 당신은 1주일 전 치료회기에서, 자살시도에 관한 이야기를 자신의 목소리로 말할 충분한 시간이 있었다는 면에서 매우 긍정적인 경험이라고 하였습니다. 오늘은 비디오 녹화된 면담 내용을 같이 볼 것입니다. 이 리모컨은 두 사람 모두 사용할 수 있습니다. 당신이 말한 내용에 추가하고 싶은 점이 있거나, 특별히 중요한 부분이 있다면, 직접 비디오 작동을 중단시키면 됩니다. 그렇지 않으면, 제가 일정시간이 지난 후 비디오 재생을 멈추고, 당신의 이야기를 더 자세하게 살펴보기 위한 시간을 가지겠습니다. 그리고 당신이 많이 부담스러운지, 휴식이 필요한지도 알려주십시오, 질문이 있으신가요? 없으면 지금 비디오 재생을 시작하겠습니다.

(3분 후, 환자는 리모콘을 가지고 가서, 재생을 멈춘다.)

환　자: 그 당시 저로서는 단지 부정적인 측면만 보였어요. 다른 어떤 방법도 찾을 수 없고, 제 문제로 인해 어느 누구도 괴롭히고 싶지 않았어요. 저는 이것이 저의 패턴이라는 것을 알고 있어요. 상황이 어려울 때 말이죠. 아마도 그것은 내가 어린 시절에 겪었던 것과 연관이 있을 것 같아요. 부모님은 나에게 시간을 할애하지 않으셨고, 그래서 나는 이제까지 살아오면서 나 자신에게만 의지해야 한다는 것을 깨달았지요.

요, 어떤 생각이 떠올랐었나요?). 회기 동안, 치료자는 환자의 개인적인 경고 신호와 환자 자신의 대안적 활동 전략들을 기록한다("다시 같은 상황에 처하게 된다면, 다르게 할 수 있는 것이 있을까요?"). 이 단계에서 모든 환자가 자신의 대안적 활동 전략을 찾아내지는 않는다.

비디오 재생을 하는 동안 반응을 안 하는 환자들에는 어떻게 해야 할까? 드물지만, 녹화 내용을 보는 것이, 자신들에게 아무런 의미가 없고, 아무 상관도 없는 것을 보는 것 같다고 하면서 수동적인 태도를 보이는 환자들이 있을 수 있다. 이는 강렬한 감정을 회피하기 위한 것으로 해석될 수 있다. 그런 경우라도, ASSIP 같은 단기 치료에서 이 부분을 해석하고 직면시키는 것은 환자에게 도움이 되지 않는다고 여겨진다. 오히려, 문제가 되는 감정이나 생각에 도달하기 위하여 조금 "우회(detour)"하는 것이 좋다. 이때 유용한 전략은 순환적인 질문(circular questioning)이다. 예를 들어 치료자는 다음과 같은 질문을 할 수 있다.

> *이러한 이야기를 하는 친한 친구를 지켜보고 있다고 상상해보세요. 어떠한 느낌이 드나요? 친구에게 뭐라고 말하겠습니까? 그를 도울 수 있을까요? 어떤 생각이 떠오르는지요?*

3.9 "ASSIP을 실제 시행할 때 일어날 수 있는 어려움들"을 참고할 것

3.5.3 과제

회기를 마무리할 시점에, 치료자는 환자에게 과제를 내준다(부록 3 "자살은 합리적인 행동이 아닙니다"를 참고). 많은 환자들은 스스로 이해할 수 없거나, 설명하기 어려운 어떤 것으로 자살 행동을 경험한다: "어떻게 그런 일이 일어났는지, 어떻게 일이 그렇게까지 진행되었는지 잘 모르겠어요." 환자들은 이러한 일이 자신들에게 다시 일어날까 봐 두렵다고 자주 이야기한다. 치료자는 자살과 자살 위험에 대해 함께 파악한 내용들을 유인물에 간략하게 요약하여 적어놓았다고 설명한다. 치료자는 정신적 고통, 자살에 이르는 뇌 상태, 어린 시절 경험의 역할, 우울증, 도움 요청하기 등 다양한 영역들을 언급한다. 환자에게 집에서 유인물 내용들을 자세하게 읽어보고, 정해진 칸에 그들 자신의 의견을 적어, 다음 회기에 제출하도록 한다.

과제 유인물 제목이 약간 기분 나쁘게 받아들여 질 수 있으며, 일부 환자들은 자살 행동은 심사숙고하고 계획에 따른 행동이라고 주장하고 제목을 반대할 수 있다. 유인물을 사용하는 목적은 환자에게 본문에서 설명하는 모델을 설득하는 것이 아니라, 자살이 나타나게 된 기전에 관하여 환자의 생각을 활성화하고, ASSIP 치료자와 함께 공동의 "질병 모델"을 만들어내는 것이다.

심리교육 과제의 주요 목표는

- 안전 계획을 수립하는데 근거로 할 수 공동의 설명 모델을 찾아내기
- 치료자(환자의 주장에 열린 마음을 가지고 있는)와 대화를 하면서 치료 동맹 강화하기

환자들은 자주 이 내용들이 그들 자신뿐만 아니라 친척들도 자살 행동을 더 잘 이해하는데 도움이 되었고, 긍정적인 대화에 촉진제 역할을 하였다고 보고한다. 급성의 감정적 위기상황에서 뇌 기능의 변화들이 일어나고, 그에 따라 문제 해결 능력이 감소한다는 내용은 환자들의 자기비난과 수치심를 감소시킨다. 마치 최면상태와 유사한 상황에서 행동하는 것처럼, 자살 위기의 급성 시기를 경험한 환자들은 해리에 관한 설명 부분에 도움을 받았다고 한다.

3.5.4 2회기 종료

2회기를 종료하면서, 치료자는 환자에게 지금 느낌이 어떤지, 자살 생각이 얼마나 "가까이 있는지", 병실이나 가정으로 돌아가도 괜찮은지를 물어본다. 필요하다면, 안전하게 돌아갈 방법을 찾기 위하여 담당 치료자와 연락을 취해야 한다. 환자의 자살경향성에 대하여 치료자가 안심할 수 없다고 느끼는 경우, 함께 앉아서 SSF-Ⅲ 를 평가하기 위한 15~20분을 더 할애하는 것이 좋다.

대부분 환자들은 비디오 녹화 재생으로 자살 모드의 재활성을 경험하였는데, 스트레스를 받기는 하였으나 동시에 안도감을 느꼈다고 하였다. 많은 사람들은 자살 위기 상황을 자세히 들여다보고 자살시도로 이어지는 기전을 이해하는 경험을 긍정적이라고 보고한다.

회기를 마친 후, 치료자는 새로 파악한 정보를 추가하여 요약글을 마무리한다(3.6.1 "자살 위기의 사례 개념화 및 배경" 글 상자 참조).

3.6 3회기: 자살 위기로 이끈 패턴을 사례 개념화하기

3.6.1 도입부

이 세 번째 회기의 주된 목표는 환자의 자살 위기의 진행과 관련된 개별 과정 및 패턴을 문서화하고, 미래의 자살 행동을 방지하기 위해 안전 전략 목록을 완성하는 것이다. 첫 번째 초안은 이야기 면담의 정보(노트, 비디오)와 비디오를 심층적으로 탐구하여 첫 번째와 두 번째 회기 후에 작성하는 것이 좋다. 이 초안은 이제 환자와 긴밀히 협력하여 개정될 수 있다. 치료자가 세 번째 회기에 가지고 올 문서는 다음을 포함한다:

- 개인적 취약성과 유발 사건에 중점을 둔 자살 위기의 배경에 대한 사례 개념화;
- 도움이 되는 중-장기 목표의 초안;
- 자살시도에 선행하는 경고 신호에 대한 초안;
- 개별적인 안전 전략 초안.

사례 개념화: 자살 위기의 배경

사례 개념화는 환자가 말한 이야기를 반영하여 자살 위기에 관련된 삶의 경력/일대기적 문제들을 바탕으로 환자의 자살 위기의 논리를 전달하고자 하는 요약된 문서이다. 이 개념화는 미래에 자살 위기의 원인이 될 수 있는 개인적인 취약성을 드러내야 한다. 취약성과 관련된 특정한 유발 사건이 자살 모드를 활성화하기 위해 필요한데, 특히 과거의 자살시도가 조건적인 행동 반응 패턴을 남겼을 때 그렇다. 예를 들어, 뿌리깊은 거부에 대한 민감성은 자신에 대한 부정적인 인지와 반복적으로 연관될 수 있다. 그렇기 때문에 심각한 관계 문제는 자살 위기를 촉발시키는 사건이 될 수 있다. 행위 이론적 관점에서 보면 자살이 중요한 삶이 경력 문제(목표와 욕구)가 심각하게 위협받을 때 하나의 해결책으로 보일 수 있다(2.3.4 "심리학적 모델" 참고). 위의 예에서 나타나는 관련된 인생사의 문제는 친밀한 관계에서의 안정에 대한 욕구일 것이다. 개인의 정서적 욕구와 연관된 부정적인 경험은 전형적인 인지 스키마를 자극하며("나는 쓸모 없고, 사랑스럽지 못하고, 다른 사람에게 짐이 된다; 결코 일들이 변하지 않을 거야"), 종종 자살 행동의 마지막 단계를 나타낸다(자살의 인지행동 모델에 관한 2.3.4 참고).

치료자는 사례 개념화와 관련된 대부분의 관련 정보를 이전의 두 회기: 이야기 면담 및 비디오 재생에서 얻는다.

사례 개념화를 작성할 때, 치료자는 다음과 같은 주요 질문을 통해 도움을 받을 수 있다:

- 현재의 자살시도를 유발시킨 외부 사건 및/또는 내부 경험은 무엇인가?
- 과거의 어떤 사건(과거의 감정적 위기, 자살 위기, 부정적인 어린 시절의 경험)이 환자의 취약성과 관련이 있는가?
- 사건이 자살로 발전할 때 중간에 조정하는 역할을 한 요소는 무엇인가(예:중요한 타인, 정신 질환, 약물 남용, 양가적 감정, 등)?
- 미래에 자살시도를 하려면 어떤 일이 다시 일어나야 할까? 아니면 환자가 미래에 또 어떤 경험을 해야 할까? 위에서 언급한 개별 취약성 및 삶의 경력 문제가 여기서 핵심이다. 그들은 장기간의 정신 치료의 초점이 될 수 있으며, 이는 ASSIP치료자에 의해 종종 추천될 것이다(3.6.2 "도움이 되는 장기적 조치들" 참고).

3.9 "ASSIP을 실제 시행할 때 일어날 수 있는 어려움들"을 참고하라.

임상 삽화

취약성과 유발 사건들

환자:

지난 몇 달은 저에게 매우 힘들었습니다. 남자 친구와 헤어진 것을 감당할 수가 없었어요... 어느 날 내가 집에 왔을 때 그는 모든 소지품을 가지고 떠난 상태였어요. 그는 메시지조차 남기지 않았어요. 다음날 나는 그에게 연락하려고 했지만 그는 전화를 받지 않았어요...

나는 더 이상 일하러 가지 않고, 집에만 있었어요, 먹지도 않고, 샤워도 하지 않았어요. 직장에서는 아무런 연락도 없었어요. 나는 낙담했어요. 인생이 끝나가고 있었어요. 그리고 나서 나는 택시를 타고 그의 아파트로 갔어요. 그는 집에 없었지만, 내가 여전히 열쇠를 가지고 있었기 때문에, 그 집에 들어갔는데 저와 관련된 모든 것, 선물, 옷 등을 그가 치웠다는 것을 알게 되었어요... 이 일이 자살 위기를 유발시켰어요. 나는 이상한 기분이 들었고 좀비처럼 행동하기 시작했어요. 나는 그가 진통제를 보관하고 있는 곳을 알고 있었고, 약 20개의 알약이 들어 있는 봉지 두 개를 발견했어요. 그리고 나서 그 모든 것을 가지고 강으로 갔어요. 난 죽고 싶었어요. 나의 생각은: 소용이 없어, 상황은 결코 나아지지 않을 것이다 였어요.

어릴 때의 경험으로부터, 설명할 필요도 없이, 먼지처럼 취급 받고, 혼자 남겨진 이 느낌을 알고 있어요; 그것은 어머니와의 관계에서 여러 번 일어났었고 창문에서 뛰어 내릴 생각을 했었어요. 그것은 두 가지 심각한 관계에서 일어 났었어요. 그 중 하나는 3 년 동안 지속되었고, 같은 방식으로 끝났어요. 2 년 전에 제가 처음으로 자살을 시도했을 때였어요. 그 당시 정신 병원에 입원 했었지만 치료를 지속하지는 않았어요. 종종 나는 이 삶에 적합하지 않으며, 이 세상에 나를 위한 자리가 없다고 생각해요.

3.6.2 3회기 구조

과제의 검토

치료자는 환자가 지금 이 순간 어떻게 느끼고 있는지와 지난번 회기 후에 어떻게 느꼈는지 물어봄으로써 회기를 시작한다. 그런 다음 치료자는 환자와 함께 숙제를 검토한다. 치료자는 몇 가지 피드백을 요청할 수 있다-예를 들어, 글이 그 사람에게 어떤 의미가 있다고 느낄 때, 특별히 관련 있는 것으로 보이는 것이 있을 때, 그리고 질문이 있을 때. 환자가 작성한 메모에 대해 언급을 해 주면서, 섹션 별로 글을 읽는 데 몇 분을 사용할 것을 권한다. 치료자가 환자의 반론을 이해하고 환자의 개인적인 경험을 인정하려고 노력하는 것은 매우 중요하다. 환자가 어떤 메모도 하지 않았거나 유인물을 가지고 오지 않았다 하더라도, 치료자는 주요 사안을 강조하고 또 다른 복사본을 환자에게 넘겨줌으로써 환자에게 글을 작성하도록 이끌어 갈 수 있다. 그러나 환자가 숙제를 글로 채워오는 것을 잘 해오지 않는다면 강요하지 않는 것이 좋다.

사례 개념화

회기 시작 전에, 치료자는 사례 개념화 초안을 작성하고("배경"; 1/2-1 쪽 분량), 연이어 도움이 되는 장기 조치들, 경고 신호들, 그리고 급성 위기에 대한 안전 전략의 예비 목록을 작성한다. 사례 개념화는 1 인칭 또는 3 인칭으로 작성 될 수 있다("글 견본" 상자 참고). 우리는 이야기의 개요가 주로 환자 자신의 이야기이어야 한다는 사실 때문에 일반적으로 일인칭을 선호한다. 이 문서는 이제 환자와 치료자가 서로 협조적인 방식으로 검토, 수정 및 완성될 것이다(부록 7의 증례 1과 2 참고).

글 견본

자살시도에 대한 단기 개입 프로그램(ASSIP)

이름:
ASSIP 회기 날짜:

~ 씨,
논의한 바와 같이, 당신의 자살 위기의 배경에 대한 우리의 대화에서 중요한 점을 요약하고자 합니다. 다음의 글은 당신의 이야기이기 때문에 일인칭으로 쓰여졌습니다(또는 다음의 글은 내가 당신에게서 들은 이야기이기 때문에 당신으로 언급되었습니다).

1. 배경(1/2에서 1쪽 분량):

____

____

____

____

____

____

2. 다음의 방법들은 미래에 나의 안전을 위해 중요하다:

도움이 되는 장기적 조치들:

____

____

____

경고 신호들:

____

____

____

자살에 대한 안전 전략들:

첫 번째 전략:

1. ______________________________

____

2. ______________________________

____

3. ______________________________

____

급할 때의 전략:

1. ______________________________

____

2. ______________________________

____

3. ______________________________

____

함께 정리한 날짜: ______________

승인함:

____

환자 사인

____

치료자 사인

____

복사본: 주치의, 정신치료자

환자와 치료자는 테이블에 나란히 앉는다. 환자가 이 과정에서 적극적인 역할을 하는 것이 중요한데, 그래야 최종 문서가 환자 자신에게 맞는다고 느껴진다. 치료자는 다음과 같은 말로 이 회기의 목적을 설명한다.

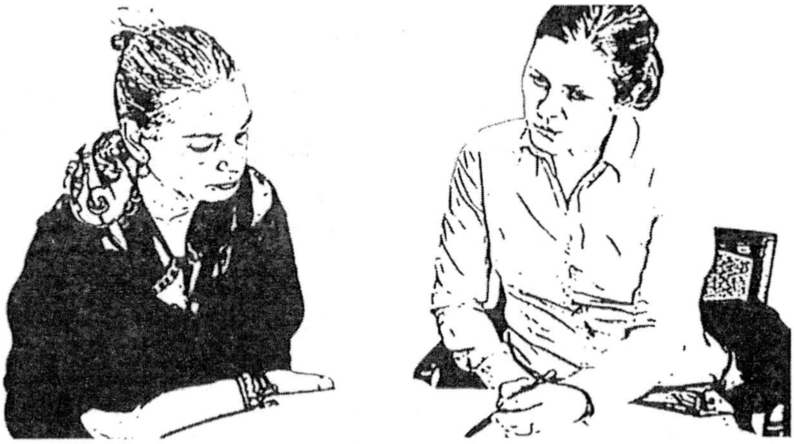

저는 이전 면담에서 당신한테 들었던 것을 바탕으로 당신의 자살 위기의 배경과 미래의 가능한 안전 전략을 적어 내려고 노력했습니다. 오늘 나는 이 문서를 당신과 함께 논의하고, 당신이 느끼기에 적합한지 같이 알고 싶습니다. 제가 글을 읽는 동안 언급하거나, 추가하거나, 삭제하고 싶은 부분이 있으면 이야기해 주세요.

임상 삽화

치료자에 의한 사례 개념화의 예

C부인에게..

논의한 바와 같이 당신의 자살 위기의 배경에 대한 대화에서 요점을 요약하려고 합니다. 이것은 당신의 이야기이기 때문에, 이 글은 일인칭으로 쓰여졌습니다.

자살시도를 유발한 배경

무엇이 자살시도를 유발했나: *내가 회계 오류를 범한 것을 상사가 알게 될 거라는 것을 깨달았을 때였어요. 그 결과를 책임져야 하는 것을 알았기 때문에 특히 힘들었습니다. 그때까지 나는 그 일을 생각하지 않고 미뤄두고 있었어요. 나는 여동생과 휴가를 보냈고 비용을 모두 지불했어요. 그러나 나는 직장을 잃고 경찰에게 보고될까 봐 두려웠습니다. 무엇보다도 항상 양심적이고 믿을만한 사람이었던 나는 부끄러웠어요.*

내가 아닌 다른 사람인 척하고 있었다는 것을 이제 모든 사람이 알게 될 거라는 사실을 깨달았어요. 내 거짓말 덩어리가 무너지려 하고 있었어요. 저는 굴욕을 견딜 수 없었고, 체면을 잃는 것을 견딜 수 없었고, 그것이 두려웠기 때문에 제 삶을 마감하는 것 외에는 다른 방법을 찾을 수 없었어요. 자살만이 유일한 탈출구인 것 같았어요. 2014년 4월 6일에 나는 멀리 떨어진 숲 속으로 차를 몰고 가서 약을 먹었어요. 다행히도, 어느정도 시간이 지난 다음, 나는 갑자기 가족들이 나를 필요로 한다는 것을 깨달았어요.

나는 내가 실제 나 자신보다 외부에 더 잘 보이려고 한다는 욕구가 있다는 것을 알고 있어요. 어렸을 때부터 다른 사람들이 나의 약점과 단점을 알아차리지 못하도록 모든 노력을 다했어요. 그것은 마치 항상 벽이 무너질 것 같은 카드로 만들어진 집 같았어요. 나는 또한 모든 종류의 행사와 사교 모임에 참여하는 경향이 있어요. 나는 다른 모든 일에는 직접 관여하려고 하고 나 자신의 필요에는 별로 신경 쓰지 않는 사람이었어요. 아마도 그것은 다른 사람들에게 인정받으려고 하는 내 욕구와 관련이 있는 거 같아요.

사례개념화에 대해 같이 검토하는 동안 인쇄된 종이에 필기를 하거나 치료자와 환자가 모니터 앞에 앉아 컴퓨터에서 직접 고칠 수 있다.

자살 위기 배경에 대한 서면 요약의 첫 번째 부분이 환자가 만족할 수 있을 정도로 완성되면 치료자는 두 번째 부분인 장기적인 조치와 목적, 개별적인 경고 신호, 안전 전략 작성으로 넘어간다. 각 부분은 4-6개의 핵심 단어로 구성되어야 한다. 그 리스트는 희망 수첩에 붙여 넣을 수 있도록 짧게 작성되어야 한다("희망 수첩" 상자 참고).

도움이 되는 장기적 조치들

장기적인 조치들은 자살시도와 간접적으로 관련된 개인적인 목표들을 포함한다. 몇몇 예들은 관계 상담, 개인 정신치료, 알코올 문제에 대한 치료, 우울증이나 불안 장애에 대한 치료, 새로운 직업을 찾는 것 등이다. 이러한 문제 중 일부는 첫 두 회기 동안에 드러나기도 한다. 치료자는 환자로 하여금 자살 위험과 관련이 있는 이러한 문제 해결에 노력하도록 격려해야 한다. 환자가 전문적인 치료나 상담을 받고 있지 않다면 치료자의 이름과 주소를 제시할 수도 있다.

환자의 반응을 촉진하는 질문은 다음과 같다:

- 우리는 이제 상황이 어떻게 전개되어 자살시도로 이어지는지 보았습니다. 장기적으로 볼 때 앞으로 자살 위기의 위험을 줄이는 데 도움이 되는 것은 무엇일까요?
- 정신과 치료가 얼마나 중요하다고 생각하십니까?
- 치료약이 얼마나 중요한가요?
- 정신치료/상담을 할 때 치료 목표는 무엇입니까?

반응의 예: 저는 종종 다른 사람의 문제에 너무 많이 관여합니다. 내가 상태가 좋지 않을 때 주변 사람들에게 알리는 법을 배워야겠어요. 다른 사람에게 짐이 되고 싶지 않기 때문에 그것을 하는 것이 지금도 나는 정말 어려워요. 비록 이제 내가 그렇게 할 권리가 있다는 것을 알지만, 그렇게 하려면 노력해야만 해요.

이 환자의 핵심 단어는 다음과 같습니다:

- 한계를 인식하는 법을 배운다;
- 자각 능력 향상시키기: 지금 내 기분이 어떤가? 지금 나를 괴롭히는 것이 무엇인가?
- 다른 사람에게 도움을 요청하는 법을 배운다;
- 정신치료자를 계속 만나기.

향후 안전하기 위한 중요한 전략들의 예

유용한 장기적 전략들:

- 자각 능력 향상시키기: 지금 내 기분이 어떤가?
- 나에게 좋은 것은 무엇이고, 그렇지 않은 것은 무엇인가?
- 심리 치료를 재개하기
- 항우울제 계속 복용하기
- 주택 상황 개선시키기

경고 신호들:

- 식욕부진
- 수면 문제
- 순환 사고
- 격리, 말하지 않음
- 부정적인 내적 대화: 내가 더 이상 여기에 있지 않는 것이 더 나을 것이다.
- 과도한 알코올 섭취

자살에 대비한 안전 전략:

첫 번째 전략:

1. 달리기를 한다
2. 고양이 쓰다듬기
3. 특별한 요리하기
4. 좋아하는 음악 듣기
5. 친구, 부모님, 형제, 자매에게 전화하거나 방문하기

급할 때의 전략:

1. 제 외래 치료자에게 전화하세요(전화 번호:...)
2. ASSIP치료자에게 전화합니다(전화 번호: ...)
3. 내가 알고 있는 위기 관리 클리닉에 전화하세요(전화번호: ...)
4. 택시를 타고 응급실로 가세요

경고 신호들

환자들은 자살 위기가 발생하기 이전에 자신의 개인적인 경고 신호를 알아서 위험한 상황을 조기에 인식하고 대응할 수 있어야 한다. 이는 ASSIP의 핵심적인 측면으로, 자살을 시도한 후 환자는 자살 위험으로부터 "완전히 치유" 될 수 없다고 전제하고 있기 때문에, 우리가 할 수 있는 것은 앞으로 있을 치명적인 상황에 대해 환자가 더 잘 인식하도록 돕는 것이다. 경고 신호는 그 특성상 극히 개인적이다. 그것들은 인지, 신체적 감각 및 상황을 포함할 수 있다. 스트레스를 많이 받는 상황에서 효과적으로 사용하기 위해 가능한 한 구체적이고 정확해야 한다.

환자의 반응을 촉진하는 질문들은 다음과 같다:

- 여러분에게 위험해 지고 있다는 것을 알려 주는 당신 자신의 개인적인 경고 신호는 무엇인가요?
- 최근의 자살 위기에서 위기의 첫 징후는 무엇인가요?
- 만약 당신이 미래에 다시 같은 상황에 처한다면, 위험의 첫 번째 징후는 무엇일까요?

대답의 예: 내 몸이 먼저 반응합니다. 거의 아무것도 먹을 수 없고 잠을 점점 더 제대로 잘 수 없어요. 저는 몇 시간이고 깬 채로 누워 있고 낮에는 아무런 의욕도 없이 지쳐 있어요. 그리고 나서 내 생각은 제 자리서 맴돌기 시작하고, 술을 더 많이 마시기 시작합니다. 우울한 단계는 항상 그렇게 시작되었어요. 사실 나는 기다리지 말아야 한다는 것과 의사에게 연락해야 한다는 것을 알고 있어요. 나빠져서 그것을 잊어버릴 수 없게 되면, 위험해집니다. 이 순간 모든 것이 나에게 너무 벅차고 대처할 수 없다고 느껴지고, 어떻게 해야 할지 모르게 됩니다. 나는 모든 사람들로부터 격리됩니다.

이 예에서 경고 신호는 다음과 같다:

- 식욕부진
- 수면 문제
- 생각이 제자리서 맴돌기 시작함

- 알코올 섭취
- 우울한 기분
- 사회적 격리

치료자는 희망 수첩에 복사하기 위해 핵심 단어 형태로 주요 경고 신호 목록을 작성한다("희망 수첩" 글 상자 참조).

향후 자살 위기에 대한 안전전략들

여기서, 개개의 전략은 자살 위기가 자동조종(autopilot) 또는 최면 같은 상태(자살 모드, 해리) 같이 통제하기 어려운 단계로 더 이상 진행되는 것을 막도록 돕기 위해 개발되었다. 전략은 보통 인지적이고 행동적이다. 여기에는 신체 활동(달리기), 애완 동물과 놀기, 집안 일하기, 악기 연주 등을 포함할 수 있다. 인지 전략은 독서, 일기 쓰기, 십자 말 풀이, 퍼즐 연습 등이다. 어떤 환자들은 마음챙김 연습 훈련을 하기도 한다. 전략은 구체적이고 가능한 개인적인 것이 중요하다. 많은 환자들은 이전의 자살 위기로부터 무엇이 도움이 된다는 것을 안다. 전략은 환자와 함께 개발되고 중요도 순서대로 적용되어야 한다. 안전 전략은 환자마다 상당히 다를 수 있다. 안전 전략을 실질적으로 사용하는데 있어서의 장애물과 어려움을 해결해야 한다–예를 들어, 연락처에 있는 사람이 실제 연락이 닿는지

환자의 반응을 촉진하는 질문의 예:

- 과거에 자신을 해치는 것을 막기 위해 어떤 방법을 사용했나요?
- 자살을 생각하며 절망하는 상황에 다시 한번 자신을 둬 보세요. 자제력을 잃는 것을 막기 위해 무엇을 할 수 있었을까요?
- 사용할 수 있는 자신의 방법이 있나요?
- 자살 충동이 급격히 심해지면 어디로 눈을 돌릴 수 있을까요?
- 이 사람들은 어떻게 도움이 될까요?
- 밤에 그들에게 연락할 수 있나요?

• 당신은 그들을 얼마나 신뢰합니까?
• 나중에 필요할 수도 있다고 그들에게 알려 줄 수 있나요?

첫 번째(자신의) 전략

환자 스스로 할 수 있는 전략은 달리기 하러 나가기, 산책하기 위해 개를 데리고 나가기, 고양이를 눕히고 쓰다듬기, 샤워하기, 시끄러운 음악 듣기, 악기 연주하기, 십자 말 풀이하기, 욕실 청소하기, 특별한 식사 요리하기 등이다.

급한 위험 상황에서의 전략

급박한 자살 위험이 있는 경우의 전략은 보통 다른 사람들(개인적으로 아는 사람 또는 전문가)을 포함한다. 예를 들면 친구나 가족 구성원에게 전화하거나, 이웃을 방문하거나, 개업의나 정신과의사에게 전화하거나, ASSIP치료자, 외래 환자 부서 또는 위기 전화에 전화하거나, 근처 병원의 응급실로 가는 것 등이다.

이제 문서를 완성하고 출력할 수 있다. 환자와 치료자는 같이 서명하여 문서에 "공식적으로" 계약의 의미를 부여한다. 이 계약은 이후에 위기상황이 왔을 때 연락가능한 정도 및

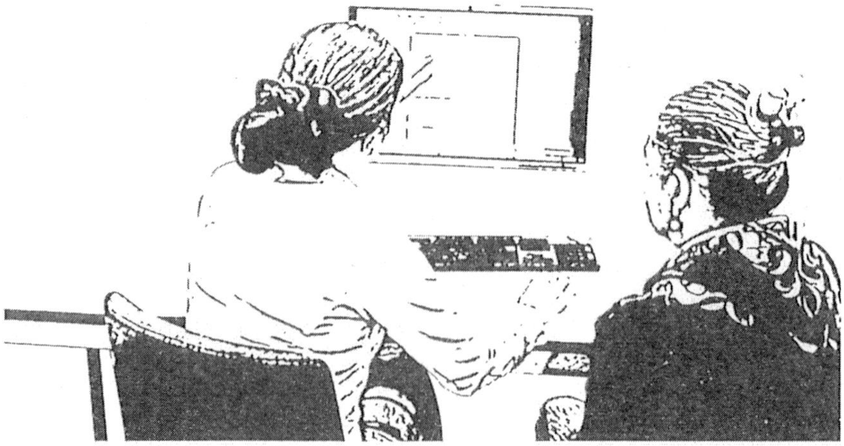

지속성에 대한 ASSIP 치료자의 역할에 대해 언급한다. 이상적으로, 위기 상황이 발생하면 ASSIP 치료자에게 연락 할 수 있다. 한 부는 환자 자신을 위해, 추가 복사본은 치료에 참여한 의료전문가를 위한 것이다. 사본은 우편으로 보낼 수도 있다.

희망 수첩

이제 장기적 대처법들, 경고 신호, 안전 전략을 희망 수첩의 견본에 복사해서 붙여 넣는다 ("희망 수첩" 상자와 [그림 6] 참조). 접었을 때의 수첩은 신용카드 크기이기 때문에 지갑에 보관할 수 있다. 이를 통해 환자는 위험한 순간에 개별 전략에 접근 할 수 있다.

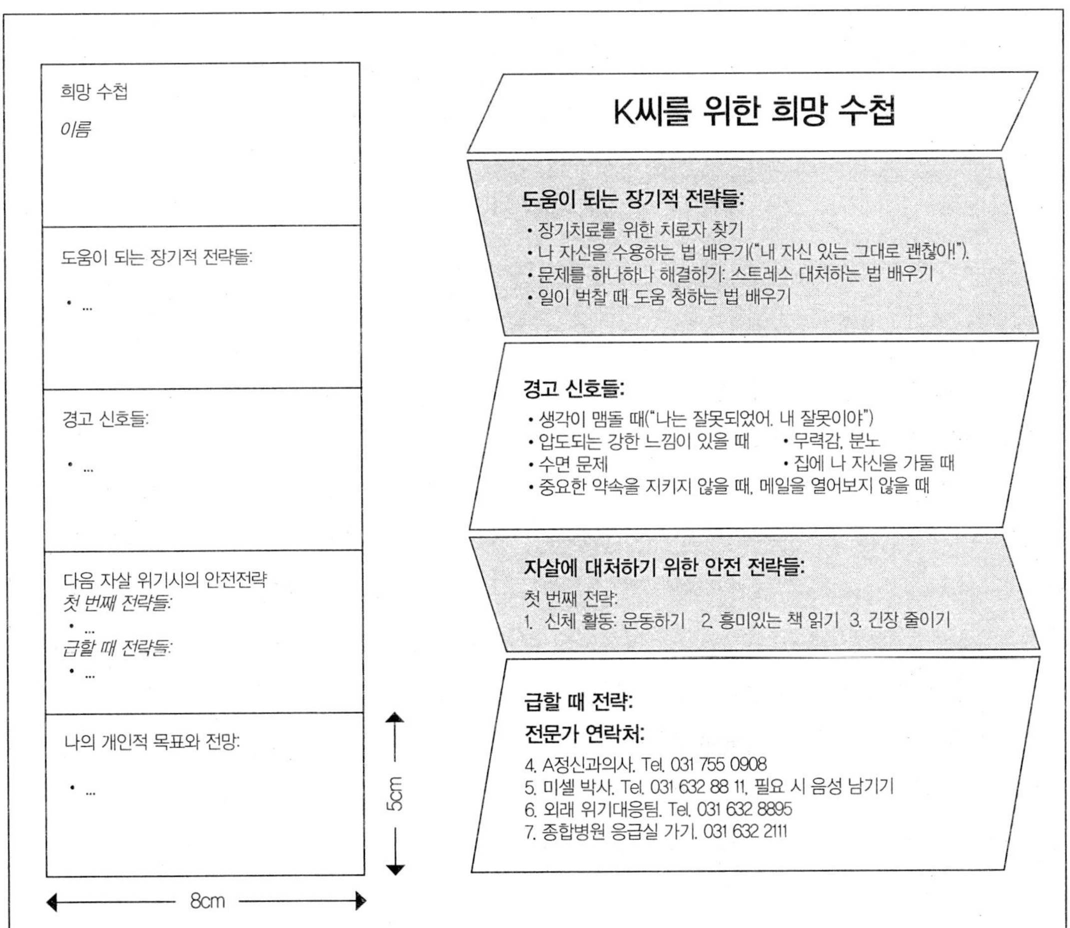

[그림 6] 수첩 견본 및 예.

희망 수첩

희망 수첩에는 자살 위기의 경우에 사용될 장기적 전략, 경고 신호와 이에 대한 전략들이 포함된다. 안전 전략 외에도, 삶의 이유라는 측면에서 환자의 삶의 목표와 전망을 수첩의 마지막 부분에 추가하는 것이 좋다(부록 5 "자살 상태 양식(Suicide Status Form, SSF-Ⅲ)" 참고).

크기에 따라 8-10의 글꼴 크기를 사용하여 적절한 크기의 프레임으로 견본을 문서편집기를 이용하여 작업하는 것이 가장 쉽다([그림 6] 참조). 환자가 선택하게 하여 색깔 있는 종이를 사용할 수도 있다. 인쇄된 수첩은 가위나 칼로 잘라내어 신용 카드 크기로 접는다. 환자의 이름으로 수첩을 컴퓨터에 저장하는 것이 좋다(다른 서면 문서와 함께). 이것은 나중에 환자와 접촉 할 때 내용을 수정할 수 있게 한다(예를 들어, 중요한 사람과의 긴급 연락처). 많은 환자들이 수첩이 전자우편으로 그들에게 보내지길 요청한다. 일부 환자는 전자문서를 이용하여 개인적인 의미를 더 부여하고자 한다.-예를 들어 개인 사진(친한 사람, 애완동물, 휴가 사진 등 - 즉, 삶-지향적인 내용들)을 맨 위에 넣는 등.

보충: 희망 상자

정신치료가 진행중인 경우, 예를 들어, 경계성 인격장애의 치료에서-수첩은 응급 또는 희망 상자로 보완 될 수 있다. 웬젤 등(Wenzel, Brown and Beck, 2009, p. 277)은 위기 대응의 첫 단계로 "희망 키트" 사용을 제안했다. 희망 또는 응급 상자의 개념은 경계성 인격 장애 환자를 치료하기 위해 리네한(Marsha M. Linehan)이 개발한 변증법적 행동치료(DBT)에 사용되었다(Linehan, 1993b). 기술 훈련은 스트레스 감내성과 감정 조절을 향상시키기 위한 전체론적 개념의 일부이다. 환자에게 희망 상자(또는 응급 상자)를 준비하도록 요청하는데, 스트레스 감내 기술의 주된 전략으로 환자는 자신에게 위안이 되는 물건을 상자에 넣는다. 목표는 괴로움과 초조가 큰 상태에서조차도(인지 전략을 사용할 수 없을 때), 환자가 자신을 편안하게 하도록 배웠던 방법에 의지할 수 있게 하는 것이다. 위기의 순간에 감정 조절 수단으로서 - 즉, 극단적인 각성으로 인해 합리적 사고가 더 이상 가능하지 않을 때, 희망 상자는 매우 효과적 일 수 있다.

실제 물건들을 넣고 희망 상자를 가까이에 두는 것이 중요하다. 다른 내용(예: 전화 번호)은 종이에 쓸 수 있다. 다른 사람들과의 약속과 합의도 희망 상자에 들어가야 한다. 어떤 물건에는 상징적인 의미가 있는데, 예를 들어, 신발을 신고 특정 장소로 가는 것을 의미하는 인형 신발, 전화 번호 목록과 함께 넣어 둔 장난감 휴대전화, 따뜻한 목욕을 하도록 유도하는 비누 등이 있다. "자동조종" 자살 모드 상태에 효과적으로 대처하기 위해 물건들은 정서적 중요성을 가져야 한다. 인지적 반응성은 이러한 정신 상태에서는 제한되어 있다. 응급 상자는 ASSIP의 일부는 아니지만, 장기적인 치료의 일환으로 의미가 있다. 수첩에 개인적으로 의미가 있고 삶-지향적인 그림을 포함시키는 것은 이 개념과 일치한다.

응급 카드(선택사항)

환자에게 응급 카드가 제공될 수도 있다[그림 7]. 응급 카드에는 환자의 도우미 시스템에 대한 직접 접근이 보장되며 기본적으로 중요한 이름과 전화 번호가 포함되어 있다. 여기서도 환자에게 항상 카드를 휴대하도록 요청한다(예: 지갑이나 일기).

<table>
<tr>
<td>
항상 이 카드를 소지하세요!
____
____
____

전화번호 병원/주치의
</td>
<td>
위협적인 위기 시 중요한 사항:
– 위험을 일찍 인식하라!
– 희망 수첩을 사용하라
– 도움이 되는 사람과 대화하라
(친구와 가족 등)
– 가정의나 주치의에게 연락하라
– 위기 센터에 전화하라
• 주간 전화번호.
• 야간, 주말 전화번호.
</td>
</tr>
</table>

[그림 7] 응급 카드의 예.

3.6.3 3회기를 끝내며

치료자는 환자가 정신적으로 안정적인지 확인한다. 네 번째 회기(짧은 노출)가 계획되어 있는 경우, 치료자는 안전 전략의 유용성을 확인하기 위해 예행연습 회기를 할 준비가 되었는지를 환자에게 물어본다. 환자가 불안정한 경우, 최근의 자살시도에 다시 노출하는 것은 바람직하지 않을 수 있다. 이 경우 치료자는 환자에게 정기 서신에 대해 말하고 그것을 사용하는 이유를 설명한다(3.8 참고). 환자의 주소, 전화 번호 및 전자 메일 주소가 올바른지 확인하는 것이 중요하다. 주소나 전화 번호가 변경될 경우 연락 가능한 다른 사람의 이름을 기록하는 것이 좋다. 환자가 다음 단계에 관한 질문이 없으면, 치료자는 회기를 종료한다.

3.6.4 4회기 추가에 대한 결정

ASSIP 단기 치료는 원래 위에서 설명한 세 가지 회기로 개발되고 평가되었다. 시간이 지남에 따라 저자들은 네 번째 회기를 추가하기로 결정했다. 이 생각은 안전 전략의 예행연습과 강화를 위한 역할극을 이용한 그레고리 브라운(Gregory Brown)과 다른 사람들의 작업을 바탕으로 했다(Wenzel, Brown, & Beck, 2009). 우리는 첫 번째 회기(이야기 면담)의 비디오를 짧은 노출의 일종으로 사용하는 네 번째 회기를 도입했다. 임상 경험에 의하면, 많은 환자들이 이 기술로부터 큰 이득을 얻는 것으로 나타났다. 또한, 그것은 3회기에서 개발된 안전 전략의 유용성을 시험한다. 노출 후, 희망 수첩이 수정되는 것은 드문 일이 아니다.

3.7 4회기(선택사항): 재노출

3.7.1 도입부

마지막 회기의 목적은 그 동안 수립한 전략들을 연습하는 것이다. 이야기 면담의 비디오 녹화를 활용하여 환자에게 짧은 노출을 진행한다. 자살 모드가 재활성화 되면 환자들은 어떤 시점에 어떤 전략을 사용할지 명확하게 지적할 수 있고, 이러한 전략들은, 환자가 자살 과정을 멈출 수 있도록 한다.

인지행동치료에서 노출

인지행동치료에서, 새로운 행동들을 확립하기 위해서는 종종 회피 행동과 관련된 오래된 패턴들이 재활성화되어야 한다. 재활성을 위하여, 환자들은 자신들에게 구체적이고 위협적이며 무서운 상황들에 노출이 되어야 한다. 새로운 대처 전략을 얻기 위해서, 동기 부여와 정서적으로 긍정적인 맥락 안에서 이루어지는 것이 필수적이다(Grawe, 2004). 이 조건들은 보통 4번째 ASSIP 회기에서 충족된다: 이야기 면담, 비디오 재생, 자살 위기의 자전적 배경과 개별적인 대처 기술들은 치료 관계를 형성하게 하는데, 이는 문제를 바라보는 관점과 동기 및 목적을 공유하는 특징이 있기 때문이다.

브라운 등(Brown et al., 2005)은 CBT 에서, 보통 8~9 치료 회기 후에 재발을 예방하기 위한 작업으로서, 환자를 자살 위기에 노출시키는 역할극(role-play)을 적용하였다(Wenzel et al., 2009, 200쪽). 기억을 유도하는 구두 지시와 함께 환자들은 최근의 자살 위기(자살 모드) 상황으로 들어가게 되고, 구체적인 대응 전략을 사용하도록 권유 받는다. ASSIP에서는 자살 모드의 재활성화가 첫 회기에서 비디오 녹화된 이야기 면담에 의하여 이루어진다. 이 방법의 장점은 활성화가 더 쉽게 일어나고, 필요하다면 해당되는 일련의 비디오 내용들을 여러 번 반복 재생할 수 있다는 것이다. 환자들은 비디오 재생을 스스로 멈추고, 그들이 어떤 안전 전략을 자살 위기의 어느 시점에 사용할지 이야기한다. 이 과정은 환자들이 자신들의 자살 관리 기술들을 고통스러운 상황에서 적용하기 전에, 안전한 환경 내에서 연습할 수 있는 기회를 제공한다. 때때로 회기를 진행하면서 이전 3회기에 개발하였던 전략들이 수정이 필요하다는 것을 발견할 수 있다.

3.7.2 4회기 치료 구조

일반적으로 치료자는 지난 회기에 대한 피드백과 작성한 자료에 추가할 것이 있거나 할 말이 있는지 질문하면서 회기를 시작한다. 치료자는 이번 회기의 진행 과정을 아래와 같이 설명한다.

이제부터 우리는 당신의 이야기에 대한 비디오를 다시 볼 거에요. 저는 당신이 할 수 있는 한 최선을 다해 그 상황 속에 다시 들어가기를 바랍니다. 무엇을 느꼈고, 어떤 생각이 들었었나요? 그럼, 우리가 해왔던 것처럼, 지난 회기들에서 수립해왔던 전략들 중 하나를 이 위험한 상황을 멈추기 위해 정확히 언제 사용할 것인지 말해주세요.

때때로 환자들은 중간에 중단하거나 전략들을 이야기하지 않고 비디오가 재생되도록 그대로 놔둔다. 이런 경우 치료자는 환자와 함께 그 이유를 탐색해야 한다. 개발된 전략을 수정해야 할 수도 있다(예를 들면, "저는 지금 우리가 희망 수첩에 적었던 전략이 유용하지 않다는 것을 깨달았어요; 저는 즉시 휴대폰을 꺼내어. 병원에 전화해야 해요"). 환자들은 자주 자신들이 그 시간보다 훨씬 더 이른 시점에 무엇인가 했었어야 한다고 깨닫는다.

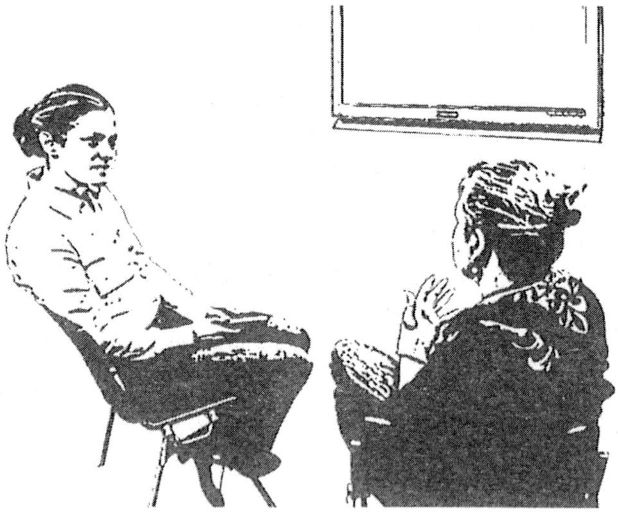

그날 아침에는 제가 이미 너무 늦었다는 것을 알아 차렸어요. 저는 그 과정을 멈출 수 없었어요. 그것은 자동적이었어요. 저는 한 주 일찍 치료자에게 말했어야 했어요. 치료자에게 내가 더 나빠졌다는 것을 말했어야 하고, 분명 제 형제와 논쟁을 벌인 후 집에 혼자 돌아가면 안되었던 것이어요.

3.7.3. 4회기 종료

회기를 마치기 전에, 치료자는 환자가 정신적으로 안정된 상태인지 확인한다. 치료자는 환자에게 정기적으로 편지를 보낼 것에 대하여 알려 주고 그 이론적 근거를 설명한다(3.8.2 참고). 환자의 주소, 전화번호, 이메일 주소가 맞는지 확인하는 것이 중요하다. 주소나 전화번호가 바뀔 경우 연락 가능한 사람의 이름을 적어 놓기를 권장한다. 환자들은 언제 어떻게 그들이 ASSIP 치료자에게 연락할 수 있는지, 치료자가 부재 중이라면 무엇을 해야 하는지 알아야 한다. 환자에게는 항상 도움을 받을 수 있는 기관에 신속하고 직접적인 접근 방법을 알고 있어야 한다. 추가 질문이 없으면, 치료자는 회기를 끝내고 ASSIP의 대면 개입을 마무리한다.

3.8 정기적인 편지를 통한 지속적인 연락

3.8.1 도입부

2년여 기간 동안, 환자들에게 첫 해에는 3개월마다, 둘째 해에는 6개월마다 정기적으로 표준화된 편지를 보내게 된다. 편지는 개인에 맞게 문장을 보완할 수 있다(부록 8-13 참고). 2.5.2에서 논의되었듯이, 여러 연구들(Carter et al., 2005. 2013; motto & Bostrom, 2001)은 이러한 아웃리치 요소들이 자살 위험을 경감시키는 데 효과적일 수 있다고 하였다. ASSIP에서 치료자 서명이 들어있는 편지를 발송하는 목적은 한편으로는 환자와의 정기적인 연락을 통하여 안전기지 의미로서 치료정박지를 유지하는 것이다(2.3.4 "안전기지로서 치료자" 글 상자 참조). 다른 한편으로, 또 다른 자살위기 사건에 놓였을 때, ASSIP 치료자와 지속적인 연결이 되어있으면 환자가 쉽게 전문적 도움에 접근할 수 있도록 보장해주는 역할을 한다. 그렇지만, 편지를 보내는 핵심적인 요소는 환자들에게 자살시도 후에는 자살 위험성이 높은 상태로 남아 있으므로 이를 항상 경계해야 한다는 점을 반복적으로 상기시키는 데 있다.

3.8.2 절차

마지막 회기에서 환자들에게 향후 2년 동안 정기적으로 편지를 받게 될 것이라고 알려준다. 환자들에게 자살시도 후 정기적인 편지가 자살 위험을 감소시킬 수 있음을 입증하는 많은 연구들이 있다는 것을 알려주면서, 이론적 근거들을 설명해야 한다(2.5.2 참고할 것).

환자들에게 아래 내용을 말해주어야 한다:

> *이제부터 당신은 첫 해에 3개월마다, 2번째 해에 6개월마다 제가 보내는 편지를 받게 될 것입니다. 편지는 당신에게 자살 위기가 또 발생할 수 있다는 것과 절대로 함께 만들었던 전략들을 잊으면 안 된다는 점들을 상기시켜 줄 것입니다.*

환자들은 자주 그 동안 어떻게 지내고 있는지에 대한 답신을 이메일로 보내오기도 한다. 이러한 답신을 받았다면, 정기적인 편지의 표준화된 문구에 개인적인 의견을 추가하는 것을 적극 권한다.(종종 개발된 전략이나 답신의 내용을 언급함). 이것은 약간의 노력으로 할 수 있다.

3.8.3 서신의 관리

편지 발송을 담당하는 치료자에게 편지 보내는 시점을 상기시켜주도록 지원하는 전산 자료 관리 프로그램을 만들 필요가 있다(예를 들면 Microsoft Access 프로그램). 관련 자료(이름, 성별, 연락처, 자살시도 횟수, ASSIP 회기 시행일)가 기초 자료로 입력될 수 있다. 마지막 연락 일이 정기적인 편지 보내기 날짜를 결정하는 기준이어야 한다. 이러한 방법으로 ASSIP 치료자는 언제, 각 환자에게 어떤 편지를 보내야 하는 지를 자동적으로 상기할 수 있다(부록 8-13의 표준화된 편지 예시 참고. 치료자는 자유롭게 편지를 수정하고 각색할 수 있음).

서신 견본(예시)–

W씨에게.

저와 지난 마지막 만난 이후 6개월의 시간이 흘렀습니다. 당신이 잘 지내고 있기를 바랍니다. 우리가 당신에게 일년에 여러 번 몇 줄의 편지를 보내는 이유는 자살 위기 후 상당한 시간이 흐르더라도, 위험성이 완전히 없어지지 않는다는 것을 알기 때문입니다.

당시에는 견딜 수 없을 것 같은 상황에서도, 당신은 몇 분간 잠시 멈추어서, 당신의 감정과 생각, 신체 감각을 중립적 위치에서 관찰자의 시각으로 바라볼 수 있다는 것을 기억해주십시오.. 당신이 느끼는 것을 수용하려고 해보십시오("그 순간에 고통은 단지 고통일 뿐입니다. 고통은 좋은 것도 아니고 나쁜 것도 아닙니다."). 고통, 정신적 고통은 영원히 지속되지 않습니다. 자살 충동은 일정한 시간이 지나면 가라 앉습니다. 당신의 초조감이 가라앉을 때까지 기다려보십시오. 우리가 함께 만들었던 희망 수첩을 사용해 보십시오. 종종 다른 사람들과 이야기하고, 관점을 다시 검토해보는 것이 도움이 됩니다. 당신이 언제든 우리에게 연락할 수 있다는 것을 잊지 말아주십시오. 만약 저에게 연락이 되지 않는다면, 24시간 연락 가능한 응급팀이나 당직의사(《전화번호》)에게 연락할 수 있게 해주세요.

당신이 쓴 몇 줄의 편지라도 받을 수 있다면 기쁘겠지만, 꼭 그렇게 답장을 해야 할 필요는 없습니다.

3개월 후에 다시 편지를 드리겠습니다. 만약 더 이상 우리의 편지를 받기를 원치 않으신다면, 전화나 전자메일을 통해 알려 주십시오.

행복을 빕니다.

《치료자 이름》

《 e-mail 주소》

3.9 ASSIP을 실제 시행할 때 일어날 수 있는 어려움들

원본 매뉴얼(독일어)을 출간한 이후, 저자들은 무엇보다 ASSIP을 사용하기 시작한 보건 전문가들의 교육과 지도감독을 하면서, 더욱 실제적인 경험을 쌓아왔다. 지금까지(2014년 가을) 스위스와 핀란드 기관들은 ASSIP을 임상에서 사용하고 있다. 핀란드 정신건강 협회

(Finland Mental Health Association) 팀들은 2013년 여름부터 ASSIP을 시작했다. 2009년 스위스 베른 대학병원 정신과 외래 환자들에게 ASSIP을 도입하였고, 이 책이 출간된 이후, 저자들은 300명 이상의 자살시도 환자들에게 ASSIP을 적용해 왔다. 이 기간 동안, 다른 치료자들이 팀에 합류했고, 그들을 통해 저자들은 새로운 ASSIP 활용과 관련된 몇몇 난관들과 실질적인 측면들을 배웠다.

일반적으로, 새로운 치료자들은 ASSIP이 적용하기 쉽다는 것을 알게 된다. 그들 중 다수는 치료 회기마다 명확한 구조가 있어서 도움이 된다고 보고했다. 개인의 자살경향성에 무력감이 흔히 공존한다는 측면에서 볼 때, 이러한 점은 특히 중요하다. 또한 과거에 자살시도로 치료를 받은 적이 있는 많은 환자들에게 ASSIP의 단기성과 명확한 구조화된 회기가 매력적이고, 치료 동기를 강화하는데 도움이 된다는 것 또한 알려졌다. 이것은 치료를 중단하는 환자 수가 아주 적다는 것과 관련이 있다.

이야기 면담

면담은 (1) 환자가 자신의 이야기에 전문가라는 점과 (2) 환자가 이야기할 수 있는 능력을 가진 것 신뢰하는 것을 바탕으로, 치료 접근을 내면화(internalization) 하는 것이 필요하다. 이를 위해서 치료자가 ASSIP의 환자-중심의 치료 원칙을(3.1 참조) 잘 알고 있어야 하며, 위험 요인, 정신상태 및 정신과적 진단의 표준화된 평가를 기반으로 하는 통상적인 임상 진료와는 근본적으로 다르다,

아래와 같은 문제들이 나타날 수 있다.

- 환자가 3분동안 무슨 일이 일어났었는지 이야기하고, 말을 멈춘다. 이 경우 치료자는 다음과 같이 개입할 수 있다,: *"좋아요, 일어난 일에 대해 간단히 말해주었습니다. 이제 좀 더 자세히 들여다 봅시다. 제 경험상, 자살시도를 하는 경우 그 뒤편에는 항상 개인적인 이야기가 있습니다."* 치료자는 개방형 질문으로 더 자세한 설명을 독려한다: *"좀 더 이야기 해주실 수 있나요…?", "제가 이해할 수 있도록 도와줄 수 있나요…?"* 안전 전략을 만들기 위해. 치료자와 환자는 자살 행동의 전체적인 순서 경과를 매우 상세하게 점검할 필요가 있다(생각부터 계획, 준비, 실제 자살 행동까지, 인지와 정동의

양가감정 징후 등을 포함). 아주 상세한 설명은 중요한데, 자살 과정을 중단시킬 수 있는 순간(moments)을 정하는데 귀중한 정보를 제공하기 때문이다. *"무슨 일이 일어났는지 자세히 살펴보기 위해 우리가 함께 느린 속도로 그 상황을 바라보고 있다고 상상해 봅시다"*라고 환자에게 말해주는 것이 도움이 된다.

- 환자가 면담자에게 자신에게 질문을 하는 것이 차라리 낫겠다고 말한다. 치료자가 해야 하는 개입은: *"대부분의 사람들은 평가 면담에 익숙합니다. 하지만 우리가 당신에게 질문을 하면 당신의 대답만을 들을 수 있을 뿐입니다. 자살시도 뒤편에 있는 당신의 개인적인 이야기들을 들을 수는 없습니다. 당신이 원하는 어디 시점에서든 이야기를 시작해 보십시오. 걱정하지 마십시오.. 필요하면 제가 돕겠습니다."*
- 환자가 정서적으로 매우 활성화 된다. 외상의 과거력이 있는 어떤 환자들은 이야기 면담 중 해리가 나타나기 시작할 수 있다. 이때 적용할 수 있는 치료적 기술은 다음과 같다: 이야기를 중단시키기 위하여, 환자의 정서 상태를 공감 해주고, 이야기할 때 그/그녀의 반응을 이야기 하도록 질문함으로써, 환자가 외부적인 시각(outside view)을 취할 수 있도록 한다. 환자와 치료자는 환자를 가장 힘들게 한 것이 무엇인지, 가장 괴로운 생각, 이미지, 감정, 신체감각은 무엇인지 이해하려고 노력해야 한다. 이 시점에서 이야기 면담을 중단하고 다음 회기를 소개하면서, 어떻게 진행할지 결정할 필요가 있을 것이다. 그런 경우 환자가 충분히 안정될 때까지 다음 회기 시기를 늦추는 것이 좋다. 경계선 인격장애 환자에서 해리 상태가 나타나는 경우에. 치료자들은 안정화 전략(grounding strategy)을 익숙하게 사용할 수 있어야 한다. 환경 자극에 강제로 집중하기(forced focusing), 접지 단어, 심상 등 환자를 지금-여기에 집중할 수 있도록 돕는 대상들이 해당된다(자세한 것은 Baker, Hunter, Lawrence, & David, 2007 참조). 이러한 환자들 중 많은 경우는 해리 상태를 이겨낼 구체적인 기술들을 학습하였고, 그러므로 해리 상태에 있더라도 치료자가 그들의 효과적인 개인 전략들을 이끌어 내는 것이 가능할 것이다. 심한 해리상태에 있는 경우에는 이야기 면담을 중단하고 환자의 능력에 따라 ASSIP을 적용한다(예를 들면 비디오 재생 건너뛰기)

비디오 재생

비디오 녹화된 이야기 면담 전체를 시청하는 것은 보통 2회기에 허용된 시간에 비해 너무 길기 때문에, 첫 회기 후 치료자가 치료에 필요한 적절한 장면들을 선택하는 것이 도움이 된다. 적절한 장면들이란 자살 행동으로 이어지는 상황으로 초점을 맞출 수 있는 내용들이다. 시간 범위는 몇 주(예:우울증 증상 발생)부터 몇 분(갑작스런 충동의 경우)까지 매우 다양할 것이다. 어떤 경우든지 유발 사건이나 경험들이 주요 초점으로 포함되어야 한다.

환자가 비디오 시청을 거부하는 일이 발생할 수 있다. 이런 경우 환자가 화면으로부터 의자를 돌려 앉아 녹화된 비디오를 단지 듣게만 하도록 권한다. 경험상 녹화된 인터뷰 시청을 거부하는 것은 자살 위험 증가의 징후로 간주해야 한다.

이야기 면담에서 환자가 자살 기전에 대한 통찰이 전혀 없거나 거의 일어나지 않는 경우에도, 비디오 재생은 좀더 상세하게 자살 인지를 드러낼 수 있는 기회를 제공한다. 치료자는 녹화된 인터뷰를 보는 동안 환자가 자살 위기에 대해 말하는 것을 어려워하는 것처럼 보인다는 치료자의 느낌을 환자에게 말할 수 있으며, 따라서 치료자가 환자를 이해하고 공감할 수 있도록 치료자를 도와달라고 권할 수 있다. 보통 대개의 환자들은 감정에 대한 것보다 자살 위험과 연관이 있는 사고 패턴에 대해 이야기하는 것이 더 수월하다고 느낀다. 또한 치료자는 어떻게 해서 환자의 삶에서 자살이 하나의 선택사항으로 마음 속에 자리잡게 되었는지 질문할 수 있다.

요약 글 작성

첫 회기를 마치고 곧바로 면담 내용을 요약한 초안을 작성하고, 비디오 재생 회기를 마친 후 내용을 수정할 것을 권한다. 요약의 초점 내용은 개인의 자전적 취약성(행위이론 관점에서 생애 과정의 문제들)과 자살위기에 대한 관련 촉발 요인들이다. 자살 기전의 논리를 수립할 때 다음의 암묵적 질문을 해야 한다: 어떠한 유형의 미래 상황들이 또 다른 자살 위기를 촉발하게 될까?

취약성은 욕구(needs) 측면에서 가장 잘 정리될 수 있다. 예를 들면, 거절 민감성(rejection sensitivity)은 수용되고 존중 받고 싶어하는 욕구, 분리 불안은 관계에서 안정감을 얻고자 하는 욕구, 실패에 대한 두려움은 자신의 높은 기대치에 대한 충족 욕구의 표현일 수 있다, 등등. 이상적 자기와 현실 사이의 불일치는 자살 환자에서 흔히 나타난다.

치료자가 환자의 자살의 발달(suicidal development)에 내재하는 논리를 충분히 이해할 수 있다는 점이 중요하다. '이해하지 못했음'의 태도를 취함으로써, 환자로 하여금 면담자가 이해하도록 돕는 입장이 되는 것이 유용할 수 있다. 예를 들어. C 부인은 한 아이를 둔 기혼 여성으로, 자살시도 전날 밤 딸이 파티에 가는 것에 대해 남편 및 10대 딸과 논쟁을 하였고, 남편에 의해 평가절하 당했다고 느꼈다. 이것이 그녀가 다음 날 오후 발생한 그녀 자신의 자살시도에 대한 설명이다. 면담자가 자살시도가 왜 다음날 오후에 일어났는지 잘 이해가 가지 않는다고 말하자, C 부인은 더 중요한 내용들을 생각해냈다: 그녀는 과거에 음주 문제가 있었고, 점심 때 같은 논쟁이 다시 일어나자, 아버지와 딸이 서로를 보며 "엄마가 다시 술을 마시고 있다. 그래서 엄마가 점점 더 어려워지는 거다."라고 말했다. 그것은 걱정을 하는 엄마로서 존중 받지 못할 뿐만 아니라, 과거 자신의 음주 문제로 인해 평가절하 당한다는 점에서, 그녀에게는 인내심의 한계를 넘는 일이었다.

관련성이 있는 경우, 또한 요약 글에 정신건강 문제들을 포함되어야 한다(예를 들면 우울증이라는 촉발요인, 항우울제의 역할 등).

협력적인 사례 개념화 과정을 빠르게 진행하기 위하여, 다음 치료 약속에 앞서, 환자가 수정할 수 있도록 초안을 보내고 다음 회기에 가져오게 할 수 있다.

희망 수첩

환자에게 희망 수첩을 전자 파일 형식으로 전달하고, 필요하다면 나중에 수정할 수 있도록 하는 것이 도움이 된다. 어떤 환자들은 개인적인 그림을 추가해서 수첩을 개성 있게 만드는 것을 좋아한다.

일반적 의견들

많은 환자들은 장기간 치료를 요하는 심각한 정신 문제들의 기왕력이 있다. ASSIP 치료자는 그/그녀 자신들의 치료적 열의로 인하여 영역을 벗어나도록 해서는 안되며, 자살경향성

이슈와 특별히 자살 기전, 경고 신호, 안전 전략을 확립하는데 집중해야 한다.

회기의 길이

저자들의 경험상 회기가 90분을 초과하지 않는 것이 좋다. 이는 어떤 환자들에서는 치료자가 회기 시간을 구조화하고, 환자가 적절한 문제들에 다시 집중하도록 지도해야 한다는 것을 의미한다. 이야기 면담에서, 대부분의 환자는 30~60분 내에 자신의 이야기를 말할 수 있다.

3.10 미래 전망

ASSIP은 향후 발전 가능성이 있는 역동치료 개념이다. 처음부터, ASSIP 프로토콜은 개정되었고 더욱 발전해왔다. 저자들은 치료 개입이 개정되고 개선되어 왔듯이, 새로운 사용자들과 그들의 경험을 통해 새로운 요소들과 개선이 이루어지기를 바란다. 매뉴얼 초판은 완성 되었고, ASSIP 후속 평가는 아직 진행 중에 있다. 120명의 환자를 등록하고 각 환자에게 2년 이상 추적을 하려면 추가 1-2년이 소요될 것이므로, 저자들은 독일어 버전 매뉴얼을 출판하기 위하여 평가가 완료되기까지 기다리지 않기로 결정했다. 독자들은 무작위 대조연구(randomized controlled study)의 주요 결과들을 출판 즉시 웹사이트(http://assip.ch)에서 확인할 수 있을 것이다(ASSIP 관련된 자료들은 현재 위의 웹사이트에서 확인 가능함).

참고문헌

Adler, H. M. (1997). The history of the present illness as treatment: Who's listening, and why does it matter? *The Journal of the American Board of Family Practice, 10*, 28–35.

Ainsworth, M. S. (1989). Attachments beyond infancy. *American Psychologist, 44*, 709–716. http://doi.org/10.1037/0003-066X.44.4.709

Ajdacic-Gross, V., Killias, M., Hepp, U., Gadola, E., Bopp, M., Lauber, C., . . . Rössler, W. (2006). Changing times: A longitudinal analysis of international firearm suicide data. *American Journal of Public Health, 96*, 1752–1755. http://doi.org/10.2105/AJPH.2005.075812

Aleman, A., & Denys, D. (2014). Mental health: A road map for suicide research and prevention. *Nature, 509*, 421–423. http://doi.org/10.1038/509421a

Alexander, L. B., & Luborsky, L. (1986). The Penn Helping Alliance Scales. In L. S. Greenberg & W. M. Pinsoff (Eds.), *The psychotherapeutic process: A research handbook* (pp. 325–366). New York, NY: Guilford Press.

Allen, J. (2011). Mentalizing suicidal states. In K. Michel & D. A. Jobes (Eds.), *Building a therapeutic alliance with the suicidal patient* (pp. 81–91). Washington, DC: American Psychological Association, APA Books.

Angst, J., Angst, F., Gerber-Werder, R., & Gamma, A. (2005). Suicide in 406 mood-disorder patients with and without long-term medication: A 40 to 44 years' follow-up. *Archives of Suicide Research, 9*, 279–300. http://doi.org/10.1080/13811110590929488

Arango, V., Underwood, M. D., Boldrini, M., Tamir, H., Kassir, S. A., Hsiung, S., . . . Mann, J. J. (2001). Serotonin 1A receptors, serotonin transporter binding and serotonin transporter mRNA expression in the brainstem of depressed suicide victims. *Neuropsychopharmacology, 25*, 892–903. http://doi.org/10.1016/S0893-133X(01)00310-4

Arango, V., Underwood, M. D., Gubbi, A. V., & Mann, J. J. (1995). Localized alterations in pre- and postsynaptic serotonin binding sites in the ventrolateral prefrontal cortex of suicide victims. *Brain Research, 688*(1–2), 121–133. http://doi.org/10.1016/0006-8993(95)00523-S

Arensman, E., Townsend, E., Hawton, K., Bremner, S., Feldman, E., Goldney, R., . . . Traskman-Bendz, L. (2001). Psychosocial and pharmacological treatment of patients following deliberate self-harm: The methodological issues involved in evaluating effectiveness. *Suicide and Life-Threatening Behavior, 31*, 169–180. http://doi.org/10.1521/suli.31.2.169.21516

Asberg, M. (1997). Neurotransmitters and suicidal behavior. *Annals of the New York Academy of Sciences, 836*, 158–181. http://doi.org/10.1111/j.1749-6632.1997.tb52359.x

Baker, D., Hunter, E., Lawrence, E., & David, A. (2007). *Overcoming depersonalization and feelings of unreality: A self-help guide to using cognitive behavioral techniques*. London, UK: Robinson.

Baldessarini, R. J., & Tondo, L. (2001). Long-term lithium for bipolar disorder. *American Journal of Psychiatry, 158*, 1740–1740. http://doi.org/10.1176/appi.ajp.158.10.1740

Bandura, A., & Walters, R. H. (1963). *Social learning and personality development*. New York, NY: Holt, Rinehart & Winston.

Barraclough, B., Bunch, J., Nelson, B., & Sainsbury, P. (1974). A hundred cases of suicide: clinical aspects. *British Journal of Psychiatry, 125*, 355–373. http://doi.org/10.1192/bjp.125.4.355

Bateman, A., & Fonagy, P. (2001). Treatment of borderline personality disorder with psychoanalytically oriented partial hospitalization: An 18-month follow-up. *American Journal of Psychiatry, 158*, 36–42. http://doi.org/10.1176/appi.ajp.158.1.36

Bateman, A., & Fonagy, P. (2008). 8-year follow-up of patients treated for borderline personality disorder: Mentalization-based treatment versus treatment as usual. *American Journal of Psychiatry, 165*, 631–638. http://doi.org/10.1176/appi.ajp.2007.07040636

Bateman, A. W., & Fonagy, P. (2004). Mentalization-based treatment of BPD. *Journal of Personality Disorders, 18*, 36–51. http://doi.org/10.1521/pedi.18.1.36.32772

Baumeister, R. F. (1990). Suicide as escape from self. *Psychological Review, 97*, 90–113. http://doi.org/10.1037/0033-295X.97.1.90

Baumeister, R. F., & Heatherton, T. F. (1996). Self-regulation failure: An overview. *Psychological Inquiry, 7*, 1–15. http://doi.org/10.1207/s15327965pli0701_1

Beautrais, A. L. (2000). Risk factors for suicide and attempted suicide among young people. *Australian and New Zealand Journal of Psychiatry, 34*, 420–436. http://doi.org/10.1080/j.1440-1614.2000.00691.x

Beautrais, A. L. (2001). Effectiveness of barriers at suicide jumping sites: A case study. *Australasian Psychiatry, 35*, 557–562.

Beautrais, A. L. (2004). Further suicidal behavior among medically serious suicide attempters. *Suicide and Life-Threatening Behavior, 34*, 1–11. http://doi.org/10.1521/suli.34.1.1.27772

Beautrais, A. L. (2007). Suicide by jumping. *Crisis, 28*, 58–63.

Beautrais, A. L., Fergusson, D. M., & Horwood, L. J. (2006). Firearms legislation and reductions in firearm-related suicide deaths in New Zealand. *Australian and New Zealand Journal of Psychiatry, 40*, 253–259. http://doi.org/10.1080/j.1440-1614.2006.01782.x

Beautrais, A. L., Gibb, S. J., Faulkner, A., Fergusson, D. M., & Mulder, R. T. (2010). Postcard intervention for repeat self-harm: Randomised controlled trial. *British Journal of Psychiatry, 197*, 55–60. http://doi.org/10.1192/bjp.bp.109.075754

Beautrais, A. L., Gibb, S. J., Fergusson, D. M., Horwood, L. J., & Larkin, G. L. (2009). Removing bridge barriers stimulates suicides: An unfortunate natural experiment. *The Australian and New Zealand Journal of Psychiatry, 43*, 495–497. http://doi.org/10.1080/00048670902873714

Beck, A. (1976). *Cognitive therapy and the emotional disorders*. New York, NY: New American Library.

Beck, A. T. (1996). Beyond belief: A theory of modes, personality, and psychopathology. In P. Salkovskis (Ed.), *Frontiers of cognitive therapy* (pp. 1–25). New York, NY: Guilford Press.

Beck, A. T., Rush, A. J., Shaw, B. F., & Emery, G. (1979). *Cognitive therapy of depression*. New York, NY: Guilford Press.

Bell, D. (2008). Who is killing what or whom? Some notes on the internal phenomenology of suicide. In S. Briggs, A. Lemma, & W. Crouch (Eds.), *Relating to self-harm and suicide: Psychoanalytic perspectives on theory, practice and prevention* (pp. 38–45). London, UK: Routledge.

Bennewith, O., Evans, J., Donovan, J., Paramasivan, S., Owen-Smith, A., Hollingworth, W., . . . Gunnell, D. (2014). A contact-based intervention for people recently discharged from inpatient psychiatric care: A pilot study. *Archives of Suicide Research, 18*, 131–143. http://doi.org/10.1080/13811118.2013.838196

Bertolote, J. M., & Fleischmann, A. (2002). Suicide and psychiatric diagnosis: A worldwide perspective. *World Psychiatry, 1*, 181–185.

Bostwick, J. M. (2011). Pharmacotherapy and therapeutic alliance in the treatment of suicidality. In K. Michel & D. A. Jobes (Eds.), *Building a therapeutic alliance with the suicidal patient* (pp. 353–375). Washington, DC: American Psychological Association.

Bostwick, J. M., & Pankratz, V. S. (2000). Affective disorders and suicide risk: A reexamination. *American Journal of Psychiatry, 157*, 1925–1932. http://doi.org/10.1176/appi.ajp.157.12.1925

Bowlby, J. (1977a). The making and breaking of affectional bonds: Part I: Aetiology and psychopathology in the light of attachment theory. *British Journal of Psychiatry, 130*(4), 201–210.

Bowlby, J. (1977b). The making and breaking of affectional bonds. Part II. Some principles of psychotherapy. *British Journal of Psychiatry, 130*(5), 421–431.

Bowlby, J. (1980). *Attachment and loss. Vol. 3: Sadness and depression*. New York, NY: Basic Books.

Bowlby, J. (1988). *A secure base: Clinical applications of attachment theory*. London, UK: Routledge.

Bremner, J. D., Narayan, M., Staib, L. H., Southwick, S. M., McGlashan, T., & Charney, D. S. (1999). Neural correlates of memories of childhood sexual abuse in women with and without posttraumatic stress disorder. *American Journal of Psychiatry, 156*, 1787–1795.

Brent, D. A., Bridge, J., Johnson, B. A., & Connolly, J. (1996). Suicidal behavior runs in families. A controlled family study of adolescent suicide victims. *Archives of General Psychiatry, 53*, 1145–1152. http://doi.org/10.1001/archpsyc.1996.01830120085015

Brent, D. A., Johnson, B. A., Perper, J., Connolly, J., Bridge, J., Bartle, S., & Rather, C. (1994). Personality disorder, personality traits, impulsive violence, and completed suicide in adolescents. *Journal of the American Academy of Child & Adolescent Psychiatry, 33*, 1080–1086. http://doi.org/10.1097/00004583-199410000-00003

Bronisch, T. (2008). Suizidalität [Suicidality]. In J.-H. Möller, G. Laux, & H.-P. Krapfhammer (Eds.), *Psychiatrie und psychotherapie* (pp. 2283–2308). Berlin, Germany: Springer.

Bronisch, T., & Wolfersdorf, M. (2012). Definition von Suizidalität: Wie grenzen wir suizidales und nicht-suizidales Verhalten ab? [Definition of suicidality: How do we separate suicidal from nonsuicidal behavior?] *Suizidprophylaxe, 39*, 41–50.

Brown, G. K., & Jager-Hyman, S. (2014). Evidence-based psychotherapies for suicide prevention: Future directions. *American Journal of Preventive Medicine, 47*, S186–S194. http://doi.org/10.1016/j.amepre.2014.06.008

Brown, G. K., Ten Have, T., Henriques, G. R., Xie, S. X., Hollander, J. E., & Beck, A. T. (2005). Cognitive therapy for the prevention of suicide attempts: A randomized controlled trial. *JAMA, 294*, 563–570. http://doi.org/10.1001/jama.294.5.563

Brown, G. K., Wenzel, A., & Rudd, M. D. (2011). Engaging the suicidal patient in cognitive therapy. In K. Michel & D. A. Jobes (Eds.), *Building a therapeutic alliance with the suicidal patient* (pp. 273–291). Washington, DC: American Psychological Association.

Bruffaerts, R., Demyttenaere, K., Borges, G., Haro, J. M., Chiu, W. T., Hwang, I., . . . Nock, M. K. (2010). Childhood adversities as risk factors for onset and persistence of suicidal behaviour. *British Journal of Psychiatry, 197*, 20–27. http://doi.org/10.1192/bjp.bp.109.074716

Buss, A. R. (1978). Causes and reasons in attribution theory: A conceptual critique. *Journal of Personality and Social Psychology, 36*, 1311–1321. http://doi.org/10.1037/0022-3514.36.11.1311

Cannon, W. B. (1929). *Bodily changes in pain hunger fear and rage.* New York, NY: Appleton-Century-Crofts.

Carter, C. S., Botvinick, M. M., & Cohen, J. D. (1999). The contribution of the anterior cingulate cortex to executive processes in cognition. *Reviews in the Neurosciences, 10*, 49–57. http://doi.org/10.1515/REVNEURO.1999.10.1.49

Carter, G. L., Clover, K., Whyte, I. M., Dawson, A. H., & D'Este, C. (2005). Postcards from the EDge project: Randomised controlled trial of an intervention using postcards to reduce repetition of hospital treated deliberate self poisoning. *BMJ, 331*, 805–807. http://doi.org/10.1136/bmj.38579.455266.E0

Carter, G. L., Clover, K., Whyte, I. M., Dawson, A. H., & D'Este, C. (2013). Postcards from the EDge: 5-year outcomes of a randomised controlled trial for hospital-treated self-poisoning. *British Journal of Psychiatry, 202*, 372–380. http://doi.org/10.1192/bjp.bp.112.112664

Carver, C. S., & Scheier, M. (1990). Principles of self-regulation: Action and emotion. In E. T. Higgins & R. M. Sorrentino (Eds.), *Handbook of motivation and cognition: Foundations of social behavior* (Vol. 2, pp. 3–52). New York, NY: Guilford Press.

Caspi, A., Sugden, K., Moffitt, T. E., Taylor, A., Craig, I. W., Harrington, H., . . . Poulton, R. (2003). Influence of life stress on depression: Moderation by a polymorphism in the 5-HTT gene. *Science, 301*, 386–389. http://doi.org/10.1126/science.1083968

Chan, K. P., Yip, P. S., Au, J., & Lee, D. T. (2005). Charcoal-burning suicide in post-transition Hong Kong. *British Journal of Psychiatry, 186*, 67–73. http://doi.org/10.1192/bjp.186.1.67

Chesin, M., & Stanley, B. (2013). Risk assessment and psychosocial interventions for suicidal patients. *Bipolar Disorders, 15*, 584–593. http://doi.org/10.1111/bdi.12092

Cipriani, A., Pretty, H., Hawton, K., & Geddes, J. R. (2005). Lithium in the prevention of suicidal behavior and all-cause mortality in patients with mood disorders: A systematic review of randomized trials. *American Journal of Psychiatry, 162*, 1805–1819. http://doi.org/10.1176/appi.ajp.162.10.1805

Clayton, P. (1983). Epidemiologic and risk factors in suicide. In L. Greenspoon (Ed.), *Psychiatry update* (pp. 428–434). Washington, DC: American Psychiatric Press.

Comer, R. J., & Sartory, G. (1995). *Klinische Psychologie* [Clinical psychology]. Heidelberg, Germany: Spektrum.

Conwell, Y., Duberstein, P. R., Cox, C., Herrmann, J. H., Forbes, N. T., & Caine, E. D. (1996). Relationships of age and axis I diagnoses in victims of completed suicide: A psychological autopsy study. *American Journal of Psychiatry, 153*, 1001–1008. http://doi.org/10.1176/ajp.153.8.1001

Coryell, W., & Schlesser, M. (2001). The dexamethasone suppression test and suicide prediction. *American Journal of Psychiatry, 158*, 748–753. http://doi.org/10.1176/appi.ajp.158.5.748

Cotgrove, A., Zirinsky, L., Black, D., & Weston, D. (1995). Secondary prevention of attempted suicide in adolescence. *Journal of Adolescence, 18*, 569–577. http://doi.org/10.1006/jado.1995.1039

Cox, G. R., Owens, C., Robinson, J., Nicholas, A., Lockley, A., Williamson, M., . . . Pirkis, J. (2013). Interventions to reduce suicides at suicide hotspots: A systematic review. *BMC Public Health, 13*, 214. http://doi.org/10.1186/1471-2458-13-214

Davidson, R. J., Kabat-Zinn, J., Schumacher, J., Rosenkranz, M., Muller, D., Santorelli, S. F., . . . Sheridan, J. F. (2003). Alterations in brain and immune function produced by mindfulness meditation. *Psychosomatic Medicine, 65*, 564–570. http://doi.org/10.1097/01.PSY.0000077505.67574.E3

De Leo, D. (2002). Why are we not getting any closer to preventing suicide? *British Journal of Psychiatry, 181*, 372–374. http://doi.org/10.1192/bjp.181.5.372

De Leo, D., Buono, M. D., & Dwyer, J. (2002). Suicide among the elderly: The long-term impact of a telephone support and assessment intervention in northern Italy. *British Journal of Psychiatry, 181*, 226–229. http://doi.org/10.1192/bjp.181.3.226

Department of Health and Human Services. (2012). *2012 National Strategy for Suicide Prevention: Goals and objectives for action*. Washington, DC: Author. Retrieved from http://www.actionallianceforsuicideprevention.org/NSSP

Dörner, K. (1993). Schnittpunkt des Rechts zu leben und des Rechts zu sterben [Crossroads of the right to live and the right to die]. In Th. Giernalczyk & E. Frick (Eds.), *Suizidalität: Deutungsmuster und Praxisansätze* (pp. 1–10). Regensburg, Germany: Roderer.

Dumais, A., Lesage, A. D., Alda, M., Rouleau, G., Dumont, M., Chawky, N., . . . Turecki, G. (2005). Risk factors for suicide completion in major depression: A case-control study of impulsive and aggressive behaviors in men. *American Journal of Psychiatry, 162*, 2116–2124. http://doi.org/10.1176/appi.ajp.162.11.2116

Durkheim, E. (1897, German trans. 1973). *Le suicide: Étude de sociologie* [Suicide: A study in sociology] (S. u. H. Herkommer, German Trans.). Neuwied/Berlin: Luchterhand. (Original work published Paris: Félix Alcan.

Epstein, S., Pacini, R., Denes-Raj, V., & Heier, H. (1996). Individual differences in intuitive–experiential and analytical–rational thinking styles. *Journal of Personality and Social Psychology, 71*, 390–405. http://doi.org/10.1037/0022-3514.71.2.390

Etzersdorfer, E., & Sonneck, G. (1998). Preventing suicide by influencing mass-media reporting: The Viennese experience 1980–1996. *Archives of Suicide Research, 4*, 67–74. http://doi.org/10.1023/A:1009691903261

Fergusson, D., Doucette, S., Glass, K. C., Shapiro, S., Healy, D., Hebert, P., & Hutton, B. (2005). Association between suicide attempts and selective serotonin reuptake inhibitors: Systematic review of randomised controlled trials. *BMJ, 330*, 396–399. http://doi.org/10.1136/bmj.330.7488.396

Feuerlein, W. (1971). Selbstmordversuch oder parasuizidale Handlung [Attempted suicide or parasuicidal behavior]. *Nervenarzt, 42*, 109–114.

Fonagy, P., Gergely, G., Jurist, E. L., & Target, M. (2004). *Affect regulation, mentalization and the development of the self.* London, UK: Karnac Books.

Freeling, P., Rao, B. M., Paykel, E. S., Sireling, L. I., & Burton, R. H. (1985). Unrecognised depression in general practice. *BMJ (Clinical Research Ed.), 290*, 1880–1883.

Freud, S. (1917). *Mourning and melancholia. The standard edition of the complete psychological works of Sigmund Freud, Volume XIV (1914–1916): On the history of the psycho-analytic movement, papers on metapsychology and other works* (Vol. 14). London, UK: Hogarth Press.

Gaston, L., Thompson, L., Gallagher, D., Cournoyer, L., & Gagnon, R. (1998). Alliance, technique, and their interactions in predicting outcome of behavioural, cognitive, and brief dynamic therapy. *Psychotherapy Research, 8*, 190–209. http://doi.org/10.1080/10503309812331332307

Gibbons, R. D., Brown, C. H., Hur, K., Marcus, S. M., Bhaumik, D. K., Erkens, J. A., . . . Mann, J. J. (2007). Early evidence on the effects of regulators' suicidality warnings on SSRI prescriptions and suicide in children and adolescents. *American Journal of Psychiatry, 164*, 1356–1363. http://doi.org/10.1176/appi.ajp.2007.07030454

Gibb, S. J., Beautrais, A. L., & Fergusson, D. M. (2005). Mortality and further suicidal behaviour after an index suicide attempt: A 10-year study. *Australian and New Zealand Journal of Psychiatry, 39*(1–2), 95–100. http://doi.org/10.1080/j.1440-1614.2005.01514.x

Goldsmith, S. K., Pellmar, T. C., Kleinman, A. M., & Bunney, W. E. (2002). *Reducing suicide: A national imperative*. Washington, DC: National Academies Press.

Goodwin, F. K., & Jamison, K. R. (1990). *Manic-depressive illness*. New York, NY: Oxford University Press.

Grawe, K. (2004). *Psychological therapy*. Seattle, WA: Hogrefe.

Grimholt, T. K., Bjornaas, M. A., Jacobsen, D., Dieserud, G., & Ekeberg, O. (2012). Treatment received, satisfaction with health care services, and psychiatric symptoms 3 months after hospitalization for self-poisoning. *Annals of General Psychiatry, 11*, 10.

Guthrie, E., Kapur, N., Mackway-Jones, K., Chew-Graham, C., Moorey, J., Mendel, E., . . . Tomenson, B. (2001). Randomised controlled trial of brief psychological intervention after deliberate self poisoning. *BMJ, 323*, 135–138. http://doi.org/10.1136/bmj.323.7305.135

Gysin-Maillart, A., Soravia, L., Gemperli, A., & Michel, K. (2015). *Effects of therapeutic alliance on suicidal ideation in ASSIP, a brief therapy for attempted suicide*. Manuscript submitted for publication.

Harris, E. C., & Barraclough, B. (1997). Suicide as an outcome for mental disorders: A meta-analysis. *British Journal of Psychiatry, 170*, 205–228. http://doi.org/10.1192/bjp.170.3.205

Hartley, D. E., & Strupp, H. H. (1983). The therapeutic alliance: Its relationship to outcome in brief psychotherapy. In J. Masling & N. J. Hillsdale (Eds.), *Empirical studies of psychoanalytic theories* (Vol. 1, pp. 1–37). Hillsdale, NJ: Erlbaum.

Haw, C., Bergen, H., Casey, D., & Hawton, K. (2007). Repetition of deliberate self-harm: A study of the characteristics and subsequent deaths in patients presenting to a general hospital according to extent of repetition. *Suicide and Life-Threatening Behavior, 37*, 379–396. http://doi.org/10.1521/suli.2007.37.4.379

Hawton, K., Arensman, E., Wasserman, D., Hulten, A., Bille-Brahe, U., Bjerke, T., . . . Temesvary, B. (1998). Relation between attempted suicide and suicide rates among young people in Europe. *Journal of Epidemiology and Community Health, 52*, 191–194. http://doi.org/10.1136/jech.52.3.191

Hawton, K., Bergen, H., Simkin, S., Brock, A., Griffiths, C., Romeri, E., . . . Gunnell, D. (2009). Effect of withdrawal of co-proxamol on prescribing and deaths from drug poisoning in England and Wales: Time series analysis. *BMJ, 338*, 2270. http://doi.org/10.1136/bmj.b2270

Hawton, K., & Blackstock, E. (1976). General practice aspects of self-poisoning and self-injury. *Psychological Medicine, 6*, 571–575. http://doi.org/10.1017/S0033291700018195

Hawton, K., Simkin, S., Deeks, J., Cooper, J., Johnston, A., Waters, K., . . . Hudson, M. (2004). UK legislation on analgesic packs: Before and after study of long term effect on poisonings. *BMJ, 329*, 1076–1079. http://doi.org/10.1136/bmj.38253.572581.7C

Hawton, K., Townsend, E., Deeks, J., Appleby, L., Gunnell, D., Bennewith, O., & Cooper, J. (2001). Effects of legislation restricting pack sizes of paracetamol and salicylate on self poisoning in the United Kingdom: Before and after study. *BMJ, 322*, 1203–1207.

Hawton, K., Zahl, D., & Weatherall, R. (2003). Suicide following deliberate self-harm: Long-term follow-up of patients who presented to a general hospital. *British Journal of Psychiatry, 182*, 537–542. http://doi.org/10.1192/bjp.182.6.537

Hegerl, U., Althaus, D., Schmidtke, A., & Niklewski, G. (2006). The alliance against depression: 2-year evaluation of a community-based intervention to reduce suicidality. *Psychological Medicine, 36*, 1225–1233. http://doi.org/10.1017/S003329170600780X

Hegerl, U., Wittmann, M., Arensman, E., Van Audenhove, C., Bouleau, J.-H., Van der Feltz-Cornelis, C., . . . Maxwell, M. (2008). The 'European Alliance Against Depression (EAAD)': A multifaceted, community-based action programme against depression and suicidality. *World Journal of Biological Psychiatry, 9*, 51–58.

Heider, F. (1958). *The psychology of interpersonal relations*. New York, NY: Wiley. http://doi.org/10.1037/10628-000

Heikkinen, M. E., Isometsä, E., Marttunen, M. J., & Aro, H. M. (1995). Social factors in suicide. *British Journal of Psychiatry, 167*, 747–753. http://doi.org/10.1192/bjp.167.6.747

Heim, C., Young, L. J., Newport, D. J., Mletzko, T., Miller, A. H., & Nemeroff, C. B. (2009). Lower CSF oxytocin concentrations in women with a history of childhood abuse. *Molecular Psychiatry, 14*, 954–958. http://doi.org/10.1038/mp.2008.112

Henseler, H. (1974). *Narzisstische Krisen* [Narcissist crises]. Hamburg, Germany: Rowohlt.

Hepp, U., Wittmann, L., Schnyder, U., & Michel, K. (2004). Psychological and psychosocial interventions after attempted suicide: An overview of treatment studies. *Crisis, 25*, 108–117.

Hermans, H. J. M., & Hermans-Jansen, E. (1995). *Self-narratives: The construction of meaning in psychotherapy*. New York, NY: Guilford Press.

Hjelmeland, H., & Hawton, K. (2004). Intentional aspects of non-fatal suicidal behaviour. In D. De Leo, U. Bille-Brahe, & A. Kerkhof (Eds.), *Attempted suicide: A handbook of treatment, theory, and recent findings* (pp. 67–68). Göttingen, Germany: Hogrefe & Huber.

Holmes, J. (2001). *The search for the secure base: Attachment theory and psychotherapy*. Hove, UK: Brunner Routledge.

Holmes, J. (2006). Mentalizing from a psychoanalytic perspective: What's new. In J. Allen & P. Fonagy (Eds.), *Handbook of mentalisation-based treatment* (pp. 31–49). Chichester, UK: Wiley.

Holmes, J. (2011). Attachment theory and the suicidal patient. In K. Michel & D. A. Jobes (Eds.), *Building a therapeutic alliance with the suicidal patient* (pp. 149–168). Washington, DC: American Psychological Association.

Horvath, A. O., Gaston, L., & Luborsky, L. (1993). The therapeutic alliance and its measures. In L. L. N. Miller, J. Barber, & J. P. Docherty (Eds.), *Psychodynamic treatment research* (pp. 247–273) New York: Basic Books.

Horvath, A. O., & Symonds, B. D. (1991). Relation between working alliance and outcome in psychotherapy: A meta-analysis. *Journal of Counseling Psychology, 38*, 139–149. http://doi.org/10.1037/0022-0167.38.2.139

Hoyert, D. L., Kung, H.-C., & Smith, B. L. (2005). Deaths: Preliminary data for 2003. *National Vital Statistics Reports, 53*, 1–48.

Isacsson, G. (2000). Suicide prevention: A medical breakthrough? *Acta Psychiatrica Scandinavica, 102*, 113–117. http://doi.org/10.1034/j.1600-0447.2000.102002113.x

Isacsson, G., Holmgren, P., Wasserman, D., & Bergman, U. (1994). Use of antidepressants among people committing suicide in Sweden. *BMJ, 308*, 506–509. http://doi.org/10.1136/bmj.308.6927.506

Isometsä, E. T., Henriksson, M., Aro, H. M., & Lönnqvist, J. K. (1994). Suicide in bipolar disorder in Finland. *American Journal of Psychiatry, 151*, 1020–1024. http://doi.org/10.1176/ajp.151.7.1020

Isometsä, E., Henriksson, M., Heikkinen, M., Aro, H., & Lonnqvist, J. (1994). Suicide and the use of antidepressants: Drug treatment of depression is inadequate. *BMJ, 308*, 915. http://doi.org/10.1136/bmj.308.6933.915

Isometsä, E., Henriksson, M., Marttunen, M., Heikkinen, M., Aro, H., Kuoppasalmi, K., & Lonnqvist, J. (1995). Mental disorders in young and middle aged men who commit suicide. *BMJ, 310*, 1366–1367. http://doi.org/10.1136/bmj.310.6991.1366

Isometsä, E. T., Heikkinen, M. E., Marttunen, M. J., Henriksson, M. M., Aro, H. M., & Lönnqvist, J. K. (1995). The last appointment before suicide: Is suicide intent communicated? *American Journal of Psychiatry, 152*, 919–922. http://doi.org/10.1176/ajp.152.6.919

Jenkins, G. R., Hale, R., Papanastassiou, M., Crawford, M. J., & Tyrer, P. (2002). Suicide rate 22 years after parasuicide: Cohort study. *BMJ, 325*, 1155. http://doi.org/10.1136/bmj.325.7373.1155

Jobes, D. A. (1995). The challenge and the promise of clinical suicidology. *Suicide and Life-Threatening Behavior, 25*, 437–449

Jobes, D. A. (2000). Collaborating to prevent suicide: A clinical-research perspective. *Suicide and Life-Threatening Behavior, 30*, 8–17.

Jobes, D. A. (2006). *Managing suicidal risk: A collaborative approach*. New York, NY: Guilford Press.

Jobes, D. A. (2011). Suicidal patients, the therapeutic alliance, and the collaborative assessment and management of suicidality. In K. Michel & D. A. Jobes (Eds.), *Building a therapeutic alliance with the suicidal patient* (pp. 205–229). Washington, DC: American Psychological Association.

Jobes, D. A. (2012). The collaborative assessment and management of suicidality (CAMS): An evolving evidence-based clinical approach to suicidal risk. *Suicide and Life-Threatening Behavior, 42*, 640–653.

Johannessen, H. A., Dieserud, G., De Leo, D., Claussen, B., & Zahl, P.-H. (2011). Chain of care for patients who have attempted suicide: A follow-up study from Bærum, Norway. *BMC public health, 11*, 81. http://doi.org/10.1186/1471-2458-11-81

Joiner, T. E. (2005). *Why people die by suicide*. Cambridge, MA: Harvard University Press.

Jollant, F., Bellivier, F., Leboyer, M., Astruc, B., Torres, S., Verdier, R., . . . Courtet, P. (2005). Impaired decision making in suicide attempters. *American Journal of Psychiatry, 162*, 304–310. http://doi.org/10.1176/appi.ajp.162.2.304

Kagan, N., Krathwohl, D. R., & Miller, R. (1963). Stimulated recall in therapy using video tape: A case study. *Journal of Counseling Psychology, 10*, 237–243. http://doi.org/10.1037/h0045497

Kahneman, D. (2011). *Thinking fast and slow*. New York, NY: Farrar, Strauss and Giroux.

Kapur, N., Gunnell, D., Hawton, K., Nadeem, S., Khalil, S., Longson, D., . . . Cooper, J. (2013). Messages from Manchester: Pilot randomised controlled trial following self-harm. *British Journal of Psychiatry, 203*, 73–74. http://doi.org/10.1192/bjp.bp.113.126425

Kessler, R. C., Berglund, P., Borges, G., Nock, M., & Wang, P. S. (2005). Trends in suicide ideation, plans, gestures, and attempts in the United States, 1990–1992 to 2001–2003. *JAMA, 293*, 2487–2495. http://doi.org/10.1001/jama.293.20.2487

Kessler, R. C., Borges, G., & Walters, E. E. (1999). Prevalence of and risk factors for lifetime suicide attempts in the National Comorbidity Survey. *Archives of General Psychiatry, 56*, 617–626. http://doi.org/10.1001/archpsyc.56.7.617

Khan, A., Khan, S., Kolts, R., & Brown, W. A. (2003). Suicide rates in clinical trials of SSRIs, other antidepressants, and placebo: Analysis of FDA reports. *American Journal of Psychiatry, 160*, 790–792. http://doi.org/10.1176/appi.ajp.160.4.790

Kleiman, E. M., & Liu, R. T. (2014). Prospective prediction of suicide in a nationally representative sample: Religious service attendance as a protective factor. *British Journal of Psychiatry, 204*, 262–266. http://doi.org/10.1192/bjp.bp.113.128900

Kohut, H. (1971). *The analysis of the self: A systematic approach to the psychoanalytic treatment of narcissistic personality disorders*. New York, NY: International Universities Press.

Krupnick, J. L., Sotsky, S. M., Simmens, S., Moyer, J., Elkin, I., Watkins, J., & Pilkonis, P. A. (1996). The role of the therapeutic alliance in psychotherapy and pharmacotherapy outcome: Findings in the National Institute of Mental Health Treatment of Depression Collaborative Research Program. *Journal of Consulting and Clinical Psychology, 64*, 532–539. http://doi.org/10.1037/0022-006X.64.3.532

Kurz, A., Möller, H. J., Bürk, F., Torhorst, A., Wächtler, C., & Lauter, H. (1988). Evaluation of two different aftercare strategies of an outpatient aftercare program for suicide attempters in a general hospital. In H. J. Möller, A. Schmidtke, & R. Welz (Eds.), *Current issues in suicidology* (pp. 414–418). Berlin, Germany: Springer.

Labonte, B., & Turecki, G. (2010). The epigenetics of suicide: Explaining the biological effects of early life environmental adversity. *Archives of Suicide Research, 14*, 291–310. http://doi.org/10.1080/13811118.2010.524025

Lanius, R. A., Williamson, P. C., Densmore, M., Boksman, K., Gupta, M. A., Neufeld, R. W., . . . Menon, R. S. (2001). Neural correlates of traumatic memories in posttraumatic stress disorder: A functional MRI investigation. *American Journal of Psychiatry, 158*, 1920–1922. http://doi.org/10.1176/appi.ajp.158.11.1920

Larkin, G. L., & Beautrais, A. L. (2010). Emergency departments are underutilized sites for suicide prevention. *Crisis, 31*, 1–6. http://doi.org/10.1027/0227-5910/a000001

Leenaars, A. (1988). *Suicide notes*. New York, NY: Human Sciences Press.

Lin, E. H., Von Korff, M., & Wagner, E. H. (1989). Identifying suicide potential in primary care. *Journal of General Internal Medicine, 4*, 1–6. http://doi.org/10.1007/BF02596482

Linehan, M. M. (1993a). *Cognitive behavioural therapy of borderline personality disorder*. New York, NY: Guilford Press.

Linehan, M. M. (1993b). *Skills training manual for treating borderline personality disorder*. New York, NY: Guilford Press.

Linehan, M. M. (1997). Validation and psychotherapy. In A. C. Bohart & L. Greenberg (Eds.), *Empathy reconsideration: New directions in psychotherapy* (pp. 353–392). Washington, DC: American Psychological Association.

Linehan, M. M. (2008). Suicide intervention research: A field in desperate need of development. *Suicide and Life-Threatening Behavior, 38*, 483–485. http://doi.org/10.1521/suli.2008.38.5.483

Linehan, M. M., Comtois, K. A., Murray, A. M., Brown, M. Z., Gallop, R. J., Heard, H. L., . . . Lindenboim, N. (2006). Two-year randomized controlled trial and follow-up of dialectical behavior therapy vs therapy by experts for suicidal behaviors and borderline personality disorder. *Archives of General Psychiatry, 63*, 757–766. http://doi.org/10.1001/archpsyc.63.7.757

Linehan, M. M., Goodstein, J. L., Nielsen, S. L., & Chiles, J. A. (1983). Reasons for staying alive when you are thinking of killing yourself: The reasons for living inventory. *Journal of Consulting and Clinical Psychology, 51*, 276–286. http://doi.org/10.1037/0022-006X.51.2.276

Lizardi, D., & Stanley, B. (2010). Treatment engagement: A neglected aspect in the psychiatric care of suicidal patients. *Psychiatric Services, 61*, 1183–1191. http://doi.org/10.1176/appi.ps.61.12.1183

Lopez, A. D., Mathers, C. D., Ezzati, M., Jamison, D. T., & Murray, C. J. (2006). Global and regional burden of disease and risk factors, 2001: Systematic analysis of population health data. *The Lancet, 367*, 1747–1757. http://doi.org/10.1016/S0140-6736(06)68770-9

Luxton, D. D., June, J. D., & Comtois, K. A. (2013). Can postdischarge follow-up contacts prevent suicide and suicidal behavior? A review of the evidence. *Crisis, 34*, 32–41.

Maltsberger, J. T. (1993). Confusions of the body, the self, and others in suicidal states. In A. A. Leenaars (Ed.), *Suicidology: Essays in honor of Edwin S. Shneidman* (pp. 148–171). Northvale, NJ: Jason Aronson.

Maltsberger, J. T. (2004). The descent into suicide. *The International Journal of Psychoanalysis, 85*, 653–668. http://doi.org/10.1516/3C96-URET-TLWX-6LWU

Maltsberger, J. T., & Buie, D. H. (1974). Countertransference hate in the treatment of suicidal patients. *Archives of General Psychiatry, 30*, 625–633. http://doi.org/10.1001/archpsyc.1974.01760110049005

Mann, J. J., Waternaux, C., Haas, G. L., & Malone, K. M. (1999). Toward a clinical model of suicidal behavior in psychiatric patients. *American Journal of Psychiatry, 156*, 181–189.

Maris, R. (1981). *Pathways to suicide: A survey of self-destructive behaviors*. Baltimore, MD: Johns Hopkins University Press.

Maris, R., Berman, A., & Silverman, M. M. (2000). Racial, ethnic, and cultural aspects of suicide. In R. W. Maris, A. L. Berman, & M. M. Silverman (Eds.), *Comprehensive textbook of suicidology* (pp. 182). New York, NY: Guiford Press.

Marzuk, P. M., Tardiff, K., Leon, A. C., Hirsch, C. S., Stajic, M., Hartwell, N., & Portera, L. (1995). Use of prescription psychotropic drugs among suicide victims in New York City. *American Journal of Psychiatry, 152*, 1520–1522. http://doi.org/10.1176/ajp.152.10.1520

Matthews, S., Spadoni, A., Knox, K., Strigo, I., & Simmons, A. (2012). Combat-exposed war veterans at risk for suicide show hyperactivation of prefrontal cortex and anterior cingulate during error processing. *Psychosomatic Medicine, 74*, 471–475. http://doi.org/10.1097/PSY.0b013e31824f888f

McGowan, P. O., Sasaki, A., D'Alessio, A. C., Dymov, S., Labonté, B., Szyf, M., . . . Meaney, M. J. (2009). Epigenetic regulation of the glucocorticoid receptor in human brain associates with childhood abuse. *Nature Neuroscience, 12*, 342–348. http://doi.org/10.1038/nn.2270

McIntosh, J. L., & Drapeau, C. W. (2014). *U.S.A. suicide 2013: Official final data.* Retrieved from http://www.suicidology.org/Portals/14/docs/Resources/FactSheets/2013datapgsv2alt.pdf

Michel, K. (1988). Suicide in young people is different. *Crisis, 9*, 135–145.

Michel, K. (2011). General aspects of therapeutic alliance. In K. Michel & D. A. Jobes (Eds.), *Building a therapeutic alliance with the suicidal patient* (pp. 13–28). Washington, DC: American Psychological Association APA Books.

Michel, K. (2014). Will new insights into neural networks help us improve our models of suicidal behavior? *Crisis, 35*, 215–218.

Michel, K., Dey, P., Stadler, K., & Valach, L. (2004). Therapist sensitivity towards emotional life-career issues and the working alliance with suicide attempters. *Archives of Suicide Research, 8*, 203–213. http://doi.org/10.1080/13811110490436792

Michel, K., Dey, P., & Valach, L. (2001). Suicide as goal-directed action. In K. v. Heeringen (Ed.), *Understanding suicidal behaviour: The Suicidal process approach to research and treatment*. Chichester, UK: Wiley.

Michel, K., Frey, C., Wyss, K., & Valach, L. (2000). An exercise in improving suicide reporting in print media. *Crisis, 21*, 71–79.

Michel, K., & Jobes, D. A. (2011). *Building a therapeutic alliance with the suicidal patient.* Washington, DC: American Psychological Association. http://doi.org/10.1037/12303-000

Michel, K., Maltsberger, J. T., Jobes, D. A., Leenaars, A. A., Orbach, I., Stadler, K., . . . Valach, L. (2002). Discovering the truth in attempted suicide. *American Journal of Psychotherapy, 56*, 424–437.

Michel, K., & Valach, L. (1997). Suicide as goal-directed action. *Archives of Suicide Research, 3*, 213–221. http://doi.org/10.1080/13811119708258273

Michel, K., & Valach, L. (2011). The narrative interview with the suicidal patient. In K. Michel & D. A. Jobes (Eds.), *Building a therapeutic alliance with the suicidal patient* (pp. 63–80). Washington, DC: American Psychological Association.

Michel, K., Valach, L., & Waeber, V. (1994). Understanding deliberate self-harm: The patients' views. *Crisis, 15*, 172–178.

Miller, M., Azrael, D., Hepburn, L., Hemenway, D., & Lippmann, S. J. (2006). The association between changes in household firearm ownership and rates of suicide in the United States, 1981–2002. *Injury Prevention, 12*, 178–182. http://doi.org/10.1136/ip.2005.010850

Morgan, H. G., Jones, E. M., & Owen, J. H. (1993). Secondary prevention of non-fatal deliberate self-harm. The green card study. *British Journal of Psychiatry, 163*, 111–112. http://doi.org/10.1192/bjp.163.1.111

Morthorst, B., Krogh, J., Erlangsen, A., Alberdi, F., & Nordentoft, M. (2012). Effect of assertive outreach after suicide attempt in the AID (assertive intervention for deliberate self harm) trial: Randomised controlled trial. *BMJ, 345*, e4972. http://doi.org/10.1136/bmj.e4972

Motto, J. A., & Bostrom, A. G. (2001). A randomized controlled trial of postcrisis suicide prevention. *Psychiatric Services, 52*, 828–833. http://doi.org/10.1176/appi.ps.52.6.828

Muller-Oerlinghausen, B., Muser-Causemann, B., & Volk, J. (1992). Suicides and parasuicides in a high-risk patient group on and off lithium long-term medication. *Journal of Affective Disorders, 25*, 261–269. http://doi.org/10.1016/0165-0327(92)90084-J

Murphy, G. E. (1975). The physician's responsibility for suicide: Part II: Errors of omission. *Annals of Internal Medicine, 82*, 305–309. http://doi.org/10.7326/0003-4819-82-3-301

National Action Alliance for Suicide Prevention. (2014). *A prioritized research agenda for suicide prevention: An action plan to save lives.* Rockville, MD: National Institute of Mental Health and the Research Prioritization Task Force. Retrieved from http://actionallianceforsuicideprevention.org/task-force/research-prioritization

Nock, M. K., Borges, G., Bromet, E. J., Alonso, J., Angermeyer, M., Beautrais, A., . . . Williams, D. (2008). Cross-national prevalence and risk factors for suicidal ideation, plans and attempts. *British Journal of Psychiatry, 192*, 98–105. http://doi.org/10.1192/bjp.bp.107.040113

Nock, M. K., Hwang, I., Sampson, N. A., & Kessler, R. C. (2010). Mental disorders, comorbidity and suicidal behavior: Results from the National Comorbidity Survey replication. *Molecular Psychiatry, 15*, 868–876. http://doi.org/10.1038/mp.2009.29

OECD. (2013). *OECD health statistics 2013.* Retrieved from http://dx.doi.org/10.1787/health-data-en

Olfson, M., Marcus, S. C., Tedeschi, M., & Wan, G. J. (2006). Continuity of antidepressant treatment for adults with depression in the United States. *American Journal of Psychiatry, 163*, 101–108. http://doi.org/10.1176/appi.ajp.163.1.101

Oquendo, M. A., Kamali, M., Ellis, S. P., Grunebaum, M. F., Malone, K. M., Brodsky, B. S., . . . Mann, J. J. (2002). Adequacy of antidepressant treatment after discharge and the occurrence of suicidal acts in major depression: A prospective study. *American Journal of Psychiatry, 159*, 1746–1751. http://doi.org/10.1176/appi.ajp.159.10.1746

Oquendo, M. A., Placidi, G. P., Malone, K. M., Campbell, C., Keilp, J., Brodsky, B., . . . Mann, J. J. (2003). Positron emission tomography of regional brain metabolic responses to a serotonergic challenge and lethality of suicide attempts in major depression. *Archives of General Psychiatry, 60*, 14–22. http://doi.org/10.1001/archpsyc.60.1.14

Orbach, I. (1994). Dissociation, physical pain, and suicide: A hypothesis. *Suicide and Life-Threatening Behavior, 24*, 68–79.

Orbach, I. (2001). Therapeutic empathy with the suicidal wish: Principles of therapy with suicidal individuals. *American Journal of Psychotherapy, 55*, 166–184.

Orbach, I. (2003). Suicide and the suicidal body. *Suicide and Life-Threatening Behavior, 33*, 1–8. http://doi.org/10.1521/suli.33.1.1.22786

Orbach, I. (2011). Taking an inside view: Stories of pain. In K. Michel & D. A. Jobes (Eds.), *Building a therapeutic alliance with the suicidal patient* (pp. 111–128). Washington, DC: American Psychological Association.

Owens, D., Horrocks, J., & House, A. (2002). Fatal and non-fatal repetition of self-harm: Systematic review. *British Journal of Psychiatry, 181*, 193–199. http://doi.org/10.1192/bjp.181.3.193

Paulus, M. P., Hozack, N., Zauscher, B., McDowell, J. E., Frank, L., Brown, G. G., & Braff, D. L. (2001). Prefrontal, parietal, and temporal cortex networks underlie decision-making in the presence of uncertainty. *Neuroimage, 13*, 91–100. http://doi.org/10.1006/nimg.2000.0667

Phillips, D. P. (1974). The influence of suggestion on suicide: Substantive and theoretical implications of the Werther effect. *American Sociological Review, 39*, 340–354. http://doi.org/10.2307/2094294

Phillips, M. R., Li, X., & Zhang, Y. (2002). Suicide rates in China, 1995–99. *The Lancet, 359*, 835–840. http://doi.org/10.1016/S0140-6736(02)07954-0

Pirkis, J., & Nordentoft, M. (2011). Media influences on suicide and attempted suicide. In R. O'Connor, S. Platt, & J. Gordon (Eds.), *International handbook of suicide prevention: Research, policy and practice* (pp. 531–544). Chichester, UK: Wiley.

Pirkis, J., Spittal, M., Cox, G., Robinson, J., Cheung, Y.-T., & Studdert, D. (2013). The effectiveness of structural interventions at suicide hotspots: A meta-analysis. *International Journal of Epidemiology, 42*, 541–548. http://doi.org/10.1093/ije/dyt021

Placidi, G. P., Oquendo, M. A., Malone, K. M., Huang, Y. Y., Ellis, S. P., & Mann, J. J. (2001). Aggressivity, suicide attempts, and depression: Relationship to cerebrospinal fluid monoamine metabolite levels. *Biological Psychiatry, 50*, 783–791. http://doi.org/10.1016/S0006-3223(01)01170-2

Platt, S. (1984). Unemployment and suicidal behaviour: A review of the literature. *Social Science & Medicine, 19*, 93–115. http://doi.org/10.1016/0277-9536(84)90276-4

Platt, S., Bille-Brahe, U., Kerkhof, A., Schmidtke, A., Bjerke, T., Crepet, P., . . . Michel, K. (1992). Parasuicide in Europe: The WHO/EURO multicentre study on parasuicide: Part I: Introduction and preliminary analysis for 1989. *Acta Psychiatrica Scandinavica, 85*, 97–104.

Platt, S., & Hawton, K. (2000). Suicidal behaviour and the labour market. In K. Hawton & K. van Heeringen (Ed.), *The international handbook of suicide and attempted suicide* (pp. 309–384). Chichester, UK: Wiley.

Pöldinger, W. (1968). *Die Abschätzung der Suizidalität* [Assessement of suicidality]. Bern, Switzerland: Huber.

Reisch, T., & Michel, K. (2005). Securing a suicide hot spot: Effects of a safety net at the Bern Muenster Terrace. *Suicide and Life-Threatening Behavior, 35*, 460–467. http://doi.org/10.1521/suli.2005.35.4.460

Reisch, T., Seifritz, E., Esposito, F., Wiest, R., Valach, L., & Michel, K. (2010). An fMRI study on mental pain and suicidal behavior. *Journal of Affective Disorders, 126*, 321–325. http://doi.org/10.1016/j.jad.2010.03.005

Reisch, T., Steffen, T., Habenstein, A., & Tschacher, W. (2013). Change in suicide rates in Switzerland before and after firearm restriction resulting from the 2003 "Army XXI" reform. *American Journal of Psychiatry, 170*, 977–984. http://doi.org/10.1176/appi.ajp.2013.12091256

Reisch, T., Steffen, T., Maillart, A., & Michel, K. (2010). *Monitoring des suizidalen Verhaltens in der Agglomeration Bern* [Monitoring of suicidal behavior in the Bern agglomeration] [Electronic version]. Retrieved from http://www.bag.admin.ch/themen/medizin/00683/01915/index.html?lang=de

Resick, P. A., & Schnicke, M. (1993). *Cognitive processing therapy for rape victims: A treatment manual* (*Vol. 4*). Newbury Park, CA: Sage.

Rich, C. L., Warstadt, G. M., Nemiroff, R. A., Fowler, R. C., & Young, D. (1991). Suicide, stressors, and the life cycle. *American Journal of Psychiatry, 148*, 524–527.

Ringel, E. (1953). *Der Selbstmord. Abschluß einer krankhaften Entwicklung* [Suicide: Endpoint of a pathologial development]. Düsseldorf: Maudrich.

Rizvi, S. (2011). The therapeutic relationship in dialectical behaviour therapy. In K. Michel & D. A. Jobes (Eds.), *Building a therapeutic alliance with the suicidal patient* (pp. 255–271). Washington, DC: American Psychological Association.

Robins, E., Murphy, G. E., Wilkinson Jr, R. H., Gassner, S., & Kayes, J. (1959). Some clinical considerations in the prevention of suicide based on a study of 134 successful suicides. *American Journal of Public Health and the Nations Health, 49*, 888–899. http://doi.org/10.2105/AJPH.49.7.888

Rogers, J. R., & Soyka, K. M. (2004). "One size fits all": An existential-constructivist perspective on the crisis intervention approach with suicidal individuals. *Journal of Contemporary Psychotherapy, 34*, 7–22. http://doi.org/10.1023/B:JOCP.0000010910.74165.3a

Roy, A., Sarchiapone, M., & Carli, V. (2007). Low resilience in suicide attempters. *Archives of Suicide Research, 11*, 265–269. http://doi.org/10.1080/13811110701403916

Rudd, M. D. (2000). The suicidal mode: A cognitive-behavioral model of suicidality. *Suicide and Life-Threatening Behavior, 30*, 18–33.

Rudd, M. D., Berman, A. L., Joiner, T. E., Jr., Nock, M. K., Silverman, M. M., Mandrusiak, M., . . . Witte, T. (2006). Warning signs for suicide: Theory, research, and clinical applications. *Suicide and Life-Threatening Behavior, 36*, 255–262. http://doi.org/10.1521/suli.2006.36.3.255

Rudd, M. D., & Brown, G. K. (2011). A cognitive theory of suicide: Building hope in treatment and strengthening the therapeutic relationship. In K. Michel & D. A. Jobes (Eds.), *Building a therapeutic alliance with the suicidal patient* (pp. 169–182). Washington, DC: American Psychological Association.

Rudd, M. D., Joiner, T., Brown, G. K., Cukrowicz, K., Jobes, D. A., Silverman, M., & Cordero, L. (2009). Informed consent with suicidal patients: Rethinking risks in (and out of) treatment. *Psychotherapy: Theory, Research, Practice, Training, 46*, 459–468. http://doi.org/10.1037/a0017902

Rudd, M. D., Joiner, T., & Rajab, M. H. (2001). *Treating suicidal behavior: An effective, time-limited approach*. New York, NY: Guilford Press.

Runeson, B. S. (2002). Suicide after parasuicide. *BMJ, 325*, 1125–1126. http://doi.org/10.1136/bmj.325.7373.1125/a

Rutz, W. (2010). Depression und Suizidalität bei Männern in Europa: Ein Problem männlichen psychischen Leidens und männlicher Suizidalität [Male depression and suicidality in Europe: A problem of male mental suffering and male suicidality]. *Journal für Neurologie, Neurochirurgie und Psychiatrie, 11*, 46–52.

Rutz, W., von Knorring, L., Pihlgren, H., Rihmer, Z., & Walinder, J. (1995). Prevention of male suicides: Lessons from Gotland study. *The Lancet, 345*, 524. http://doi.org/10.1016/S0140-6736(95)90622-3

Rutz, W., Walinder, J., Eberhard, G., Holmberg, G., von Knorring, A. L., von Knorring, L., . . . Aberg-Wistedt, A. (1989). An educational program on depressive disorders for general practitioners on Gotland: Background and evaluation. *Acta Psychiatrica Scandinavica, 79*, 19–26. http://doi.org/10.1111/j.1600-0447.1989.tb09229.x

Sabo, A. N., & Rand, B. (2000). The relational aspects of psychopharmacology. In A. N. Sabo & L. Havens (Eds.), *The real world guide to psychotherapy practice* (pp. 34–59). Cambridge, MA: Harvard University Press.

Saltzman, C., Luctgert, M. J., Roth, C. H., Creaser, J., & Howard, L. (1976). Formation of a therapeutic relationship: Experiences during the initial phase of psychotherapy as predictors of treatment duration and outcome. *Journal of Consulting and Clinical Psychology, 44*, 546–555. http://doi.org/10.1037/0022-006X.44.4.546

Sarbin, T. R. (1986). *Narrative psychology: The storied nature of human conduct.* New York, NY: Praeger.

Schauer, M., Neuner, F., & Elbert, T. (2012). *Narrative exposure therapy: A short-term treatment for traumatic stress disorders (2nd ed.)*. Cambridge, MA: Hogrefe.

Schechter, M., & Goldblatt, M. (2011). Validation, empathy, and genuine relatedness. In K. Michel & D. A. Jobes (Eds.), *Building a therapeutic alliance with the suicidal patient* (pp. 93–107). Washington, DC: American Psychological Association.

Schmidtke, A., Bille-Brahe, U., DeLeo, D., Kerkhof, A., Bjerke, T., Crepet, P., . . . Sampaio-Faria, J. G. (1996). Attempted suicide in Europe: Rates, trends and sociodemographic characteristics of suicide attempters during the period 1989–1992. Results of the WHO/EURO Multicentre Study on Parasuicide. *Acta Psychiatrica Scandinavica, 93*, 327–338. http://doi.org/10.1111/j.1600-0447.1996.tb10656.x

Schmidtke, A., & Häfner, H. (1986). Die Vermittlung von Selbstmordmotivation und Selbstmordhandlung durch fiktive Modelle. Die Folgen der Fernsehserie "Tod eines Schülers" [The transmission of suicidal motivation and suicidal action through fiction modelling. Effect of the TV series "Death of a Student"]. *Nervenarzt, 57*, 502–510.

Schmidtke, A., & Schaller, S. (2000). The role of mass media in suicide prevention. In R. O'Connor, S. Platt, & J. Gordon (Eds.), *The international handbook of suicide and attempted suicide, policy and practice* (pp. 675–697). Chichester, UK: Wiley.

Schmidtke, A., Sell, R., Wohner, J., Löhr, C., & Tatsek, K. (2005). Epidemiologie von Suizid und Suizidversuch in Deutschland [Epidemiology of suicide and attempted suicide in Germany]. *Suizidprophylaxe, 32*, 87–99.

Shneidman, E. (1987). A psychological approach to suicide. In G. VandenBos & B. Bryant (Eds.), *Cataclysms, crises and catastrophies: Psychology in action.* Washington, DC: American Psychological Association.

Shneidman, E. S. (1985). *The definition of suicide: An essay.* New York, NY: Wiley.

Shneidman, E. S. (1993). Commentary: Suicide as psychache. *The Journal of Nervous and Mental Disease, 181*, 145–147. http://doi.org/10.1097/00005053-199303000-00001

Silverman, M. M., Berman, A. L., Sanddal, N. D., O'Carroll, P. W., & Joiner, T. E. (2007). Rebuilding the tower of babel: A revised nomenclature for the study of suicide and suicidal behaviors: Part 1: Background, rationale, and methodology. *Suicide and Life-Threatening Behavior, 37*, 248–263. http://doi.org/10.1521/suli.2007.37.3.264

Sinclair, J., & Green, J. (2005). Understanding resolution of deliberate self harm: Qualitative interview study of patients' experiences. *BMJ, 330*, 1112. http://doi.org/10.1136/bmj.38441.503333.8F

Skegg, K. (2005). Self-harm. *Lancet, 366*, 1471–1483. http://doi.org/10.1016/S0140-6736(05)67600-3

Slee, N., Garnefski, N., van der Leeden, R., Arensman, E., & Spinhoven, P. (2008). Cognitive-behavioural intervention for self-harm: Randomised controlled trial. *British Journal of Psychiatry, 192*, 202–211. http://doi.org/10.1192/bjp.bp.107.037564

Soloff, P. H., Fabio, A., Kelly, T. M., Malone, K. M., & Mann, J. J. (2005). High-lethality status in patients with borderline personality disorder. *Journal of Personality Disordprders, 19*, 386–399. http://doi.org/10.1521/pedi.2005.19.4.386

Sonneck, G., Etzersdorfer, E., & Nagel-Kuess, S. (1994). Imitative suicide on the Viennese subway. *Social Science & Medicine, 38*, 453–457. http://doi.org/10.1016/0277-9536(94)90447-2

Stack, S. (1983). The effect of religious commitment on suicide: A cross-national analysis. *Journal of Health and Social Behavior, 24*, 362–374. http://doi.org/10.2307/2136402

Stanley, B., & Brown, G. K. (2012). Safety planning intervention: A brief intervention to mitigate suicide risk. *Cognitive and Behavioral Practice, 19*, 256–264. http://doi.org/10.1016/j.cbpra.2011.01.001

Stanovich, K. E., & West, R. F. (2000). Individual differences in reasoning: Implications for the rationality debate? *Behavioral and Brain Sciences, 23*, 645–665. http://doi.org/10.1017/S0140525X00003435

Stenager, E. N., & Stenager, E. (2000). Physical illness and suicidal behavior. In v. H. K. Hawton K. (Ed.), *The international handbook of suicide and attempted suicide* (pp. 405–420). Chichester, UK: Wiley.

Stengel, E. (1964). *Suicide and attempted suicide*. Baltimore, MD: Penguin Books.

Substance Abuse and Mental Health Services Administration, Mental Health Services Administration. (2012). *Results from the 2011 national survey on drug use and health: Summary of national findings*. Rockville, MD: Author.

Suokas, J., Suominen, K., Isometsä, E., Ostamo, A., & Lönnqvist, J. (2001). Long-term risk factors for suicide mortality after attempted suicide: Findings of a 14-year follow-up study. *Acta Psychiatrica Scandinavica, 104*, 117–121. http://doi.org/10.1034/j.1600-0447.2001.00243.x

Suominen, K. H., Isometsä, E. T., Henriksson, M. M., Ostamo, A. I., & Lönnqvist, J. K. (1998). Inadequate treatment for major depression both before and after attempted suicide. *American Journal of Psychiatry, 155*, 1778–1780. http://doi.org/10.1176/ajp.155.12.1778

Suominen, K., Isometsä, E., Suokas, J., Haukka, J., Achte, K., & Lönnqvist, J. (2004). Completed suicide after a suicide attempt: A 37-year follow-up study. *American Journal of Psychiatry, 161*, 562–563. http://doi.org/10.1176/appi.ajp.161.3.562

Teicher, M. H., Glod, C., & Cole, J. O. (1990). Emergence of intense suicidal preoccupation during fluoxetine treatment. *American Journal of Psychiatry, 147*, 207–210. http://doi.org/10.1176/ajp.147.2.207

ten Have, M., de Graaf, R., Van Dorsselaer, S., Verdurmen, J., van't Land, H., Vollebergh, W., & Beekman, A. (2009). Incidence and course of suicidal ideation and suicide attempts in the general population. Canadian Journal of Psychiatry. *Revue Canadienne de Psychiatrie, 54*, 824–833.

Treolar, A. J., & Pinfold, T. J. (1993). Deliberate self-harm: An assessment of patients' attitudes to the care they receive. *Crisis, 14*, 83–89.

Valach, L., Michel, K., Dey, P., & Young, R. A. (2002). Self-confrontation interview with suicide attempters. *Counseling Psychology Quarterly, 15*, 1–22. http://doi.org/10.1080/09515070110101487

Valach, L., Michel, K., Young, R. A., & Dey, P. (2002). Attempted suicide stories: Suicide career, suicide project and suicide action. In L. Valach, R. A. Young, & M. J. Lynam (Eds.), *Action theory primer for applied research in the social sciences* (pp. 153–171). Westport, CT: Praeger.

Valach, L., Michel, K., Young, R. A., & Dey, P. (2006). Suicide attempts as social goal-directed systems of joint careers, projects, and actions. *Suicide and Life-Threatening Behavior, 36*, 651–660. http://doi.org/10.1521/suli.2006.36.6.651

Valach, L., Young, R. A., & Lynam, M. J. (2002). *Action theory: A primer for applied research in the social sciences*. Westport, CT: Praeger.

Valach, L., Young, R. A., & Michel, K. (2011). Understanding suicide as an action. In K. Michel & D. A. Jobes (Eds.), *Building a therapeutic alliance with the suicidal patient* (pp. 129–148). Washington, DC: American Psychological Association.

Van Heeringen, C., Jannes, S., Buylaert, W., Henderick, H., De Bacquer, D., & Van Remoortel, J. (1995). The management of non-compliance with referral to out-patient after-care among attempted suicide patients: A controlled intervention study. *Psychological Medicine, 25*, 963–970. http://doi.org/10.1017/S0033291700037454

Van Heeringen, C., & Marusic, A. (2003). Understanding the suicidal brain. *British Journal of Psychiatry, 183*, 282–284. http://doi.org/10.1192/bjp.183.4.282

Ventrice, D., Valach, L., Reisch, T., & Michel, K. (2010). Suicide attempters' memory traces of exposure to suicidal behavior: A qualitative pilot study. *Crisis, 31*, 93–99. http://doi.org/10.1027/0227-5910/a000013

Wadsworth, T., & Kubrin, C. E. (2007). Hispanic suicide in US metropolitan areas: Examining the effects of immigration, assimilation, affluence, and disadvantage. *American Journal of Sociology, 112*, 1848–1885.

Weinberg, I., Ronningstam, E., Goldblatt, M. J., & Maltsberger, J. T. (2011). Vicissitudes of the therapeutic alliance with suicidal patients: A psychoanalytic perspective. In K. Michel & D. A. Jobes (Eds.), *Building a therapeutic alliance with the suicidal patient* (pp. 293–316). Washington, DC: American Psychological Association APA Books.

Welu, T. C. (1977). A follow-up program for suicide attempters: Evaluation of effectiveness. *Suicide and Life-Threatening Behavior, 7*, 17–30.

Wenzel, A., Brown, G. K., & Beck, A. T. (2009). *Cognitive therapy for suicidal patients: Scientific and clinical applications*. Washington, DC: American Psychological Association. http://doi.org/10.1037/11862-000

Williams, J. M. G., & Pollock, L. R. (2000). The psychology of suicidal behaviour. In K. Hawton & K. van Heeringen (Eds.), *The international handbook of suicide and attempted suicide* (pp. 79–93). Chichester, UK: Wiley.

Williams, J. M. G., & Pollock, L. R. (2001). Psychological aspects of the suicidal process. In K. van Heeringen (Ed.), *Understanding suicidal behaviour: The suicidal process approach to research, treatment and prevention* (pp. 76–93). Chichester, UK: Wiley.

Williams, J. M. G., & Swales, M. (2004). The use of mindfulness-based approaches for suicidal patients. *Archives of Suicide Research, 8*, 315–329. http://doi.org/10.1080/13811110490476671

Williams, J. M., Mathews, A., & MacLeod, C. (1996). The emotional Stroop task and psychopathology. *Psychological Bulletin, 120*, 3–24. http://doi.org/10.1037/0033-2909.120.1.3

Williams, J. M., Teasdale, J. D., Segal, Z. V., & Soulsby, J. (2000). Mindfulness-based cognitive therapy reduces overgeneral autobiographical memory in formerly depressed patients. *Journal of Abnormal Psychology, 109*, 150–155. http://doi.org/10.1037/0021-843X.109.1.150

Wolfersdorf, M. (2000). *Der suizidale Patient in Klinik und Praxis: Suizidalität und Suizidprävention* [The suicidal patient in clinical care and practice: Suicidality and suicide prevention]. Stuttgart: Wissenschaftliche Verlagsgesellschaft.

Wolfersdorf, M. (2008). Suizidalität [Suicidality]. *Der Nervenarzt, 79*, 1319–1334. http://doi.org/10.1007/s00115-008-2478-2

Wolk-Wasserman, D. (1987). Contacts of suicidal neurotic and prepsychotic/psychotic patients and their significant others with public care institutions before the suicide attempt. *Acta Psychiatrica Scandinavica, 75*, 358–372. http://doi.org/10.1111/j.1600-0447.1987.tb02803.x

WHO Regional Office for Europe (1986). *Working group on prevention practices in suicide and attempted suicide*. Copenhagen, Denmark: Author.

World Health Organization. (2003). *Suicide prevention in Europe: The WHO European monitoring survey on national suicide prevention programs and strategies*. Copenhagen: WHO Regional Office for Europe.

World Health Organization. (2011a). *Figures and facts about suicide*. Geneva, Switzerland. Retrieved from http://www.who.int/menatl_health/prevention/suicide/country_reports/en/

World Health Organization. (2011b). *The international classification of diseases* (10th revision). Geneva, Switzerland: Author.

World Health Organization. (2013). *WHO mental health action plan 2013–2020*. Retrieved from http://www.who.int/mental_health/publications/action_plan/en/

World Health Organization. (2014a). *Suicide* (Fact sheet no. 398). Retrieved from http://www.who.int/mediacentre/factsheets/fs398/en/

World Health Organization. (2014b). *Preventing suicide: A global imperative*. Geneva, Switzerland: Author.

Yerevanian, B. I., Feusner, J. D., Koek, R. J., & Mintz, J. (2004). The dexamethasone suppression test as a predictor of suicidal behavior in unipolar depression. *Journal of Affecivet Disorders, 83*, 103–108. http://doi.org/10.1016/j.jad.2004.08.009

Young, R. A., Valach, L., Dillabough, J.-A., Dover, C., & Matthes, G. (1994). Career research from an action perspective: The self-confrontation procedure. *Career Development Quarterly, 43*, 185–196. http://doi.org/10.1002/j.2161-0045.1994.tb00857.x

부록

부록 1 환자를 위한 정보지

부록 2 건강전문가를 위한 정보지

부록 3 과제: "자살은 합리적인 행동이 아닙니다"

부록 4 자살 위험 평가

부록 5 자살 상태 양식(Suicide Status Form, SSF-Ⅲ)

부록 6 비디오 녹화를 위한 동의서

부록 7 증례 예시 1, 2(예시 편지와 수첩 포함)

부록 8 표준 편지양식: 첫 번째 편지(3개월 시점)

부록 9 표준 편지양식: 두 번째 편지(6개월 시점)

부록 10 표준 편지양식: 세 번째 편지(9개월 시점)

부록 11 표준 편지양식: 네 번째 편지(12개월 시점)

부록 12 표준 편지양식: 다섯 번째 편지(18개월 시점)

부록 13 표준 편지양식: 여섯 번째 편지(마지막 편지)

부록 1. 환자를 위한 정보지

자살 위기 이후의 단기 치료: 자살시도에 대한 단기 개입 프로그램

친애하는 환자분에게

4회기의 이 단기 치료와 정기적인 편지 연락은 자살을 시도한 환자들에게 일상적인 절차로 추천됩니다. 자살을 시도한 후에, 앞으로 수년 간 자살 위기의 위험이 상당히 증가할 것입니다. 따라서, 우리는 당신의 도움을 받아 당신의 자살 위기의 배경을 이해하려고 노력하고, 같이 미래를 위한 안전 전략을 개발하는 것이 필수적입니다. ASSIP 단기 치료법은 권장되는 다른 치료법을 대체하지 않습니다. 그러나 귀하의 동의를 얻어 당신의 치료에 참여하는 의료 전문가들에게 ASSIP에서 개발된 안전 조치에 대해 알려 드릴 수 있습니다.

앞으로 며칠 동안 아래에 서명한 사람이 귀하에게 연락을 드릴 것입니다. 현재 입원 중인 분은 당신의 치료를 담당하는 의사에게 먼저 연락 드리겠습니다.

《치료자 이름》

절취선 --

나는 ASSIP 팀의 치료자가 위에서 설명한 간단한 치료에 관해 저에게 연락 할 수 있다는 것에 동의합니다.

이　　름: ....　　생년월일: ....
책임 건강 전문가: ....
예측되는 추가 치료: ....

나는 전화로 연락 받을 수 있습니다.
전화번호: ....　　선호하는 시간: ....

서면으로 연락 바랍니다.
주　　소: ....
전자우편: ....

날　　짜: ....　　서　　명: ....

부록 2. 건강전문가를 위한 정보지

자살 위기 이후의 단기 치료: 자살시도에 대한 단기 개입 프로그램

이 단기 치료는 자살을 시도한 모든 환자에게 일상적인 절차로 권장됩니다. 자살시도의 기왕력은 자살과 자살시도의 주요 위험 요소입니다. 위험은 수십 년 동안 계속 높아져 있게 되며 자살시도 후 첫 해에 가장 높습니다. ASSIP은 개별 환자의 자살에 초점을 맞춘 구체적이고 구조화된 치료법인데, 자살 위기의 배경에 대해 환자-중심의 이해와 미래를 위한 구체적인 안전 조치 개발을 목표로 하고 있습니다. ASSIP은 권장되는 다른 치료를 대체하지는 않지만, 환자 치료에 참여한 치료자에게 절차에 대한 정보를 제공하고 서면 요약본의 사본을 받습니다.

응급의학과에 입원한 환자는 일상적으로 ASSIP에 관하여 안내를 하며, 동의서를 작성할 것을 요청하고, 정신건강의학과에 입원할 경우 병동이나 집으로 연락을 드릴 것입니다.

ASSIP의 구조

이 단기 치료법은 일반적으로 네 차례의 회기로 구성되며 이어서 편지를 통한 연락으로 이어집니다.

- 1 회기: 자살 위기의 배경에 초점을 둔 이야기 면담. 면담은 환자의 서면 동의 하에 동영상으로 녹화합니다.
- 2회기: 비디오 재생. 환자와 치료자는 추가 정보를 얻기 위해 중간중간 멈추어 가며 녹화된 면담을 함께 봅니다. 환자는 심리교육용 유인물을 받아 숙제로 읽고 의견을 말합니다.

- 3회기: 자살 충동에 선행하는 전형적인 유발 사건(들) 및 개인적 취약성에 대한 사례 개념화 문서를 완성하기. 개별적인 예방 조치를 협력적으로 개발하여 신용 카드 크기("희망 수첩")로 인쇄하여 환자에게 전달합니다.
- 4회기(선택적): 짧은 노출. 비디오 녹화된 이야기 면담을 사용하여 안전 전략을 연습합니다.
- 표준화된 편지. 2년 동안 정기적인 편지로 연락을 합니다; 첫 해에는 3 개월마다, 두 번째 해에는 매 6개월마다 편지합니다.

요청문을 별도의 환자동의서와 함께 ASSIP 팀으로 보내주십시오. 그러면 환자에게 연락 할 것입니다.

《이름, e-mail 주소, ASSIP 팀 전화번호》

부록 3. 과제: "자살은 합리적인 행동이 아닙니다"

과제:

자살은 합리적인 행동이 아닙니다

많은 사람들이 삶이 힘든 상황에서 가능한 해결책으로 자살을 고려하는 순간이 있습니다. 이러한 생각은 상당히 정상적입니다. 많은 사람들은 우리에게 선택의 자유가 있다고 말합니다. 그러나 급격한 자살 충동이 일어날 때의 마음 상태는 선택의 자유와는 관련이 거의 없습니다.

정신적 고통

급성 자살 위기는 대개 자기의 정체성을 근본적으로 위협하는 경험의 결과입니다. 이런 마음 상태는 심한 심리적 또는 정신적 고통으로 묘사됩니다. 이러한 고통은 아마도 가장 극심한 신체적 통증보다 심할 것입니다. 종종 이러한 고통은 부정적인 경험으로부터 유발되는데, 대인관계가 실패하거나 개인적인 실패 또는 중요한 목표의 상실과 같은 것입니다. 이러한 상황은 자책으로 우리가 스스로를 혐오하거나 부정할 때–즉 우리 자신에게 스스로 등을 돌릴 때 위험해지게 됩니다. 그러한 고통스러운 경험에 해결책이 보이지 않을 때, 비상 상태가 발생하여, 제어하기 어려울 수 있습니다. 자살하는 사람들은 자신들이 평상시 자기가 아니며, 마치 최면 상태처럼 행동했다고 말하는데, 육체와의 연결이 끊어지고 고통을 느끼지 못한다고 보고했습니다. 이러한 치명적인 정신 상태를 해리라고 하는데, 정상적인 자신에 대한 감각에 장애가 있는 것을 의미합니다. 그러한 상태에서 이성적으로 사고하고 행동하는 것은 사실상 불가능합니다. 사람들은 이 불안과 격렬한 고통의 경험이 가라 앉을 것이라는 믿음을 잃게 됩니다.

당신은 이러한 심리적 상태에 대해 개인적으로 알고 있습니까? 당신의 경험에 대해 서술해주십시오.

감정적 뇌와 이성적 뇌

최근 뇌 연구는 급성 자살 위기 때 뇌에서 일어나는 일에 대해 밝히기 시작했습니다. 일반적으로 우리의 행동은 두 개의 주요 두뇌 영역이 조화롭게 통합된 결과입니다. 한편으로는 변연계에 위치한 감정적 뇌와 다른 한편으로는 전두엽 피질(뇌의 관리자라고도 함)에 있는 이성적 뇌입니다. 변연계, 특히 편도는 위협적인 상황의 탐지와 빠른 행동 반응을 담당하는 뇌 영역입니다. 위협적인 상황은 아드레날린이 혈액으로 방출되면서 급성 스트레스 반응을 유발합니다. 이것을 투쟁-도피 반응이라고 하는데, 진화 과정에서 찾을 수 있는 반응 패턴입니다. 스트레스 호르몬(아드레날린과 코티솔)의 증가는 문제 해결, 계획, 그리고 이성적인 사고를 담당하는 뇌의 부분인 전두엽 피질의 기능을 급격하게 감소시키는데, 이 뇌부위의 기능은 우리 자신이 살아온 삶의 과정에 따라 달라집니다. 급격한 정서적 스트레스 상황에서, 이러한 기능들은 더 이상 이용할 수 없습니다.

우리는 이러한 내용이 당신에게 납득이 가는지 알고 싶습니다. 당신의 의견을 적어주시겠습니까?

자해 행동은 뇌에 저장되어 있을 수 있습니다.

우리가 자살 위기를 경험하면, 특히 자살시도 후에, 그러한 일상적이지 않은 감정적으로 받은 스트레스나 외상을 입은 경험이 소위 말하는 자살 모드로 뇌 회로에 저장됩니다. 자살 모드는 인지-정서-행동적 심리 상태로 학습되고 저장되는 뇌의 상태로, 특정한 예외적인 상황에 대처하도록 설계되어 있습니다. 이것은 비슷한 상황에 의해 유발될 때 다시 활성화될 수 있다는 것을 의미합니다. 해결책으로서의 자살은 정신적 고통이 있을 때 쉽게 이용할 수 있는 행동 반응이 될 것입니다. 따라서 자살시도가 자살 또는 반복되는 자살시도의 주된 위험 요인이라는 것은 놀랄 일이 아닙니다. 불행히도 위험성은 수년 간 증가되어 있을 것입니다. 따라서 이것이 미래의 위기에 대해 효과적인 안전 전략을 개발하고 확립하는 것이 그만큼 중요한 이유입니다.

자신의 이전 자살 위기에 대한 당신의 의견을 써 보세요.

자살 위험 증가 요인

생애 초기의 외상적 경험은 성인기 정서적으로 위협적인 상황에서 통제 불가능한 스트레스 반응에 취약하게 만들고, 그에 따라 자살 위험을 증가시킵니다. 그러한 외상적 경험에는 성적 학대, 아동 학대, 가정폭력 뿐만 아니라 정서적 방임과 분리가 포함됩니다. 이러한 경험들은 일반적으로 아동기와 청소년기에 이미 정신적 고통을 느끼게 만들고 영구적으로 기억에 흔적을 남깁니다. 전두엽은 초기 성인기까지 성숙하기 때문에 특히 청소년들의 뇌는 충동성과 공격성의 지배를 받게 되고, 이 둘 모두 자살과 자살시도의 위험인자가 됩니다.

당신의 경우 어린 시절의 부정적 경험들이 위험 요인이 될 가능성이 있나요? **답변:**

우울증

우울증은 사망에 이른 자살의 중요한 위험요인입니다. 우울한 사람들은 그들에 상태에 대해 부끄러워하고 스스로를 비난하는 경향이 있습니다. 그들은 다시 나아질 것이라는 희망조차 잃어버립니다. 우울한 상태에서 도움을 요청하고 평소의 자아감이 상실된 것에 대해 이야기하는 것은 어려운 일입니다. 자살 사고는 흔히 발생하고, 흔히 다른 사람에게 말하지 않습니다.

종종 정서적으로 스트레스 받는 경험의 결과로 발생하는 우울증에서도 정상적인 뇌기능은 변화되어 있고 이러한 병적 상태는 의지력에 의해 극복될 수는 없습니다. 특히, 전두엽 신경활성이 감소되어 있고, 문제해결능력이 손상되며 자기 인식은 부정적이 되는 경향("나는 실패자야, 나는 가족들에게 짐이 된다, 절대 나아질 수 없다")이 있습니다. 이 모든 것들은 자살이 유일한 해결책이라는 생각으로 이끕니다. 따라서, 우울 증상을 인지하고 자살 사고에 대해 터놓고 얘기하는 것이 매우 중요합니다. 정신건강 전문가들은 우울증이 성공적으로 치료될 수 있고, 일단 기분이 나아지면 자살 충동은 사라질 것이라는 것을 알고 있습니다.

□ 나의 경우 우울증이 원인이라고 믿는다.
□ 나는 다른 정신건강 문제가 있을 것이다.
자세히 설명해 주세요:

자살 생각이 들 때 해야 할 일을 알아야 합니다.

우리가 정서적 위기 상황을 다루는 방법은 개개인마다 다르며 다양한 요인에 달려 있습니다. 많은 사람들은 정신적 고통에 대처할 수 있으며, 그것은 아마도 참기 힘든 상황이 영원히 지속되지는 않을 것이라는 믿음을 배워왔기 때문일 것입니다. 또한 그들의 뇌가 극심한 스트레스를 잘 처리할 수 있는 능력을 갖추고 있기 때문일 수도 있습니다. 그러나, 대부분의 사람들은 위기 상황에 처할 때, 믿을 수 있고 내적 혼란을 이야기할 수 있는 누군가에게 의지하는 것이 중요합니다. 어떤 사람이 자살시도 기왕력이 있다면, 초기 위험 신호를 알아채고 정서적 충동과 해리로 이어지는 자살 모드가 켜지기 전에 반응하는 것이 아주 중요합니다. 자살시도 후에는 현실 감각이 상실되는 위험을 방지하는 수단으로서 개인적인 안전 전략 목록을 작성하는 것이 매우 중요합니다. 이러한 목록에는 강아지 산책이나 이웃 만나기 등의 자조적 전략이 포함될 수 있지만, 무엇보다도 의지할 수 있는 사람의 이름과 연락처가 포함됩니다. 이들은 가족이나 친구일 수도 있고, 위기전화번호, 가정 주치의나 정신과 의사, 심리학자 등 그 사람을 도와 급성 자살 위기를 다룰 지식과 경험을 가진 전문가의 긴급 연락처일 수도 있습니다.

나의 경우 아래와 같은 전략들이 도움될 것이다.
1.
2.
3.
4.

내가 의지할 수 있는 전문가와 기관들
1.
2.
3.
4.

질문에 답변해주신 후 이 인쇄물을 다음 회기에 가져와 주세요.

감사합니다!

《ASSIP 치료자의 이름, e-mail 주소, 전화번호》

부록 4. 자살 위험 평가

자살시도자들을 치료할 때, 치료자가 자살 위험을 평가하고 환자 보호를 위한 적절한 조치를 취하는 것이 중요합니다. ASSIP은 일반적 치료에 추가적인 치료로 개발되었기 때문에 저자들은 보통 자살시도 후 일반적 치료를 받는 정신과 병동에 입원한 환자 혹은 외래 환자들을 보는 환경에서 작업합니다. 따라서 이 상황에서 ASSIP 치료자에게 정신과적 진단을 포함한 완전한 임상적 평가와 자살 위험에 대한 철저한 평가를 기대하지는 않습니다. 환자가 전문적인 입원 혹은 외래 통원치료가 동반되지 않는 경우, 각 회기가 끝날 때마다 자살 상태 양식(Suicide Status Form)을 사용하여 위험도 평가를 반복하는 것이 필요할 수 있습니다. 급성 자살 위기의 경우 안전한 정신과 병동에 입원해야 할 수 있습니다.

자살 환자들은 종종 자살 의도에 대해 말하는 것을 꺼려하며, 특히 질문 세례를 받을 때 더 그렇습니다. 좁스(Jobes, 1995)는 많은 수의 자살 위험 평가 척도가 개발되어 왔지만, 그들 중 임상에서 사용되는 것은 거의 없다는 점을 지적했습니다. 자살 위험 평가를 위한 척도는 일반적으로 장기적 자살 위험을 추정할 수 있습니다. 현재의 자살 위험(현재 혹은 수 일 후)에 대한 평가는 좁스가 "치료적 평가(therapeutic assessment)"라 부르는 접근법인 개별적 정신과적 탐색 및 평가를 필요로 하며, 이상적으로는 협력적 과정으로서 서사적 탐색과 연결될 수 있습니다. 자살시도 환자를 볼 때 우리는 그들이 종종 창피해하고 낮은 자존감을 가졌다는 사실을 유념해야 합니다. 현재 자살 위험에 대한 실제적 평가를 할 수 있는 신뢰의 기반은 환자가 그들이 진지하게 받아 들여지고 치료자가 개인적 맥락에서 자살 위기를 이해하려 노력하고 있다고 환자가 경험할 때에만 가능합니다. 좁스(Jobes 2006, 2010)는 우리의 경험 상 급성 자살 위기를 평가할 수 있는 훌륭한 도구이며 ASSIP에서 사용된, 환자-중심의 협동적 접근 방식과 일치하는 반구조화된 면담 모델(자살 상태 양식 Suicide Status Form,

NSW Department of Health.(2004). Framework for Suicide Risk Assessment and Management for NSW Health Staff. Sydney, Australia: Author 에서 인용

SSF-Ⅲ, 부록 5 참고)을 개발했습니다.

저자들은 이야기 면담 후 첫 회기가 끝난 다음 자살 상태 양식(SSF-Ⅲ)을 사용합니다. 치료자와 환자가 옆으로 나란히(3.1.1 [그림 3] 참조) 앉는 것이 필수적이며, 환자가 서식을 채우기 전에 치료자가 간략히 각 질문들을 설명합니다. 1~5번 항목은 두 번 대답하는 것이 유용하다고 입증되었습니다: 첫 번째는 최근 자살 위기에 대해, 그리고 지금-여기의 순간에서 다시 한번. 이야기 면담 이후 종종 감정이 격해지는데, SSF는 심리적경험보고(debriefing)의 유용한 도구로 사용될 수 있습니다. 왜냐하면, 급성 자살 위기의 공통적 측면에 초점을 맞춘 질문들로 명료하게 구조화되어 있기 때문입니다.

자살 위험 요인들에 대한 연구(2.2.3 참고)들은 수많은 개인적 및 임상적 위험 요인을 찾아냈습니다. 비록 이들이 장기 자살 위험 평가에는 적절할 수 있지만, 급성 자살 위험 평가에는 보통 그 가치가 제한적입니다. 그러나, 포괄적 자살 평가에는 SSF-Ⅲ에 더하여 자살의 개인적, 임상적 측면과 관련된 질문 목록이 포함됩니다.

괴로움, 정신적 고통

환자의 내적 괴로움과 고통의 성질과 수준은 어떻습니까?

괴로움의 주요 원인은 무엇입니까?

의미, 동기

환자가 실제적 곤경에 대해 어떻게 이해하고 있습니까? 최근 사건의 의미를 어떻게 보고 있습니까?

무엇이 환자로 하여금 자신을 해치도록 동기를 부여합니까?

NSW Department of Health.(2004). Framework for Suicide Risk Assessment and Management for NSW Health Staff. Sydney, Australia: Author 에서 인용

환자는 자신의 곤경이 바뀌는 것이 가능하고 그것을 해낼 수 있다고 믿습니까?

위험에 처한 정신 상태

증가된 자살 위험과 관련된 정신적 상태는 절망, 자포자기, 초조, 수치심, 분노, 죄책감 그리고 정신병적 증상을 포함합니다. 임상가는 그러한 감정을 확인하고 직접 질문해야 합니다. 특히 현재의 우울 증상의 진단이 위험 인자로 간주됩니다.

자살 행동의 병력

환자는 이전에 자신에게 해를 가한 적이 있나요?

이전 시도의 세부 사항과 상황은 어떠했습니까?

현재 상황과 유사한 점이 있습니까?

가족이나 친구 중 자살한 적이 있나요?

현재의 자살 사고

자살 사고나 감정이 존재합니까?

이러한 생각들은 무엇입니까?(내용을 확인한다-예를 들어 죄책감, 망상이나 죽은 사람과의 재회)

언제부터 이런 생각들이 시작되었습니까?

그런 생각이 얼마나 자주 있나요?

얼마나 지속되나요?

그런 생각을 통제할 수 있나요?

무엇이 지금까지 이러한 생각들을 행동으로 옮기는 것을 막았습니까?

NSW Department of Health.(2004). Framework for Suicide Risk Assessment and Management for NSW Health Staff. Sydney, Australia: Author 에서 인용

자살시도 상황

자살시도를 유발한 사건(관계 상실, 실직, 기타 상실의 경험)

환자가 유언장을 작성하고, 애완 동물, 부채를 정리하고 작별 인사를 준비하고, 소지품을 나누어 주는 등 개인적인 문제를 마무리 지었나요?

방법의 치명도

선택한 방법은 되돌릴 수 없는 방법입니까?-예를 들어, 총기 발사, 투신 등 입니까?

자살 방법에 대한 정보를 알아내기 위해 특별한 노력을 했는지 아니면 치명적인 수단에 대한 특별한 지식을 가지고 있습니까?

대처 가능성이나 능력

환자가 치료 동맹/협동관계를 맺을 수 있는 능력이 있습니까?

개인의 강점이나 효과적인 대처 전략을 인식하고 있습니까?

어떻게 과거의 사건들과 스트레스 요인들을 관리해 왔습니까? 가능한 문제 해결 전략은 무엇입니까?

사회적 또는 공동체적 지원이 있습니까(예, 가족, 친구, 교회, 주치의사)?

환자가 이것들을 이용할 수 있나요?

치료 계획에 따를 동기가 있습니까?

그 사람은 공격적이거나 충동적인 행동을 한 전력이 있나요?(공격성과 충동성은 위험 상태를 예측하기 어렵게 만듭니다.)

NSW Department of Health.(2004). Framework for Suicide Risk Assessment and Management for NSW Health Staff. Sydney, Australia: Author 에서 인용

자살 위험 관리

자살 미수 후 취해야 할 조치는 환자의 자살 능력 평가와 직접적으로 관련이 있어야 합니다. 중요한 측면은 치료자의 평가 신뢰도입니다. 도움의 거절, 신뢰관계형성 부족, 양가적 감정, 그리고 평가에 대한 부적절한 참여가 자살 위험이 높다고 결정하는 이유들입니다. 다른 높은 위험 요인으로는 심각한 우울증, 정신병적 증상, 약물 중독, 분노, 적대감 등이 있습니다. 위험도가 높거나 평가의 신뢰도가 낮거나 개인 또는 그들의 환경에서 변화 가능성이 높은 환자의 경우, 대면적 평가가 24시간 이내에 다시 시행되어야 합니다. 신속한 재평가를 하기 위한 계획이 만들어져야 합니다.

환자를 입원시키기 위한 결정은 임상적 판단에 근거하여야 하는데, 가능한 경우 환자를 개입시켜 결정합니다.

고위험 환자들은 자발적이든 비자발적이든 안전한 입원 환경을 필요로 합니다. 면밀한 관찰이 제공되어야 합니다. 위험 평가는 24시간 이내에 반복되어야 합니다. 위험물 제거, 외출 규칙, 타인과의 제한된 접촉 등과 같은 특별한 자살을 막기 위한 조치가 필요할 수 있습니다.

중간 또는 저 위험 환자는 가능하면 48시간 이내에 초기 임상 평가를 수행한 의료 전문가와 함께 외래에서 관찰할 수 있습니다. 외래에 내원하지 않은 환자는 전화나 가정 방문으로 연락해야 합니다.
향정신성 약물의 사용은 정신병리의 진단과 중증도에 달려 있습니다. 급성 자살성이 높은 경우에, 벤조디아제핀은 긴장을 줄이는데 도움이 될 수 있습니다.

이른바 자살을 안 하겠다는 계약(no-suicide contract)에 의존하는 것은 권장되지 않습니

NSW Department of Health.(2004). Framework for Suicide Risk Assessment and Management for NSW Health Staff. Sydney, Australia: Author 에서 인용

다. 연구에 따르면 그러한 계약은 입원 환자, 급성 치료 시설에서 적용되었지만, 자살을 막지는 못했습니다. 러드 등(Rudd et al., 2006)은 비자살 계약에 대한 대안으로 치료 참여를 보장하는 치료참여서약서를 제시하였습니다.

참고문헌

NSW Department of Health.(2004). Framework for suicide risk assessment and management for NSW health staff 2004. Sydney, Australia: Author. Retrieved from http://www.health.nsw.gov.au/mhdao/programs/mh/Publications/framework-suicide-risk-assess.pdf

American Psychiatric Association.(2003). Practice guideline for the assessment and treatment of patients with suicidal behaviors. Retrieved from http://psychiatryonline.org/pb/assets/raw/sitewide/practice_guidelines/guidelines/suicide.pdf

NSW Department of Health.(2004). Framework for Suicide Risk Assessment and Management for NSW Health Staff. Sydney, Australia: Author 에서 인용

부록 5. 자살 상태 양식(Suicide Status Form, SSF-Ⅲ)

이 서식을 어떻게 실시하는지에 대한 자세한 내용은 3.4.3 및 "자살 상태 양식" 글 상자를 참조하십시오.

1부(환자):

순위	현재 느끼는 정도에 따라 각 항목에 대한 평가를 하고 칸을 채우세요. 그런 다음 중요도 순으로 순위를 매깁니다(1= 가장 중요, 5= 가장 덜 중요).
	1) 정신적 고통을 평가하세요(마음의 상처, 고뇌 또는 비참함, 스트레스가 **아님**, 육체적 고통이 **아님**): **적은 고통:** 1 2 3 4 5 **:큰 고통** 내게 가장 고통스러운 것은:
	2) 스트레스를 평가하세요(일반적으로 느껴지는 압박감 혹은 과부화된 느낌): **적은 스트레스:** 1 2 3 4 5 **:큰 스트레스** 내게 가장 스트레스를 주는 것은:
	3) 초조함에 대해 평가하세요(정서적 절박함;행동을 취해야 한다는 느낌; 짜증이 아님, 화나는 것이 아님): **적은 초조함:** 1 2 3 4 5 **:큰 초조함** 내게 가장 초조한 일은:
	4) 절망감에 대해 평가하세요(어떤 일을 하더라도 상황이 나아지지 않을 것이라는 부정적 기대): **작은 절망감:** 1 2 3 4 5 **:큰 절망감** 내게 가장 절망적인 것은:
	5) 자기혐오에 대해 평가하세요(자신을 싫어하고, 자존감이 없고, 자거존중이 없는 일반적인 느낌) **적은 자기혐오:** 1 2 3 4 5 **:큰 자기혐오** 내 자신에게 가장 혐오스러운 것은:
N/A	6) 전반적인 자살 위험에 대해 평가하세요: **매우 낮은 위험:** 1 2 3 4 5 **:매우 높음 위험** 자살: **(자살하지 않을 것이다)** **(자살할 것이다)**

1. 자살 충동이 당신 자신에 대한 생각과 감정과 얼마나 연관되어 있는가? **전혀 관련 없음:** 1 2 3 4 5 **:완전히 관련 있음**
2. 자살 충동이 다른 사람들에 대한 생각과 감정과 얼마나 연관되어 있는가? **전혀 관련 없음:** 1 2 3 4 5 **:완전히 관련 있음**

살고 싶은 이유와 죽고 싶은 이유를 적어 주세요. 그리고 중요도 1에서 5순으로 순위를 매기세요.

순위	살고 싶은 이유	순위	죽고 싶은 이유

나는 다음과 같은 점수 정도로 살고 싶다: **전혀 아니다:** 0 1 2 3 4 5 6 7 **:아주 많이**
나는 다음과 같은 점수 정도로 죽기를 바란다: **전혀 아니다:** 0 1 2 3 4 5 6 7 **:아주 많이**
더 이상 자살 충동을 느끼지 않게 해 줄 단 한 가지는:

NSW Department of Health.(2004). Framework for Suicide Risk Assessment and Management for NSW Health Staff. Sydney, Australia: Author 에서 인용

부록 6. 비디오 녹화를 위한 동의서

자살 위기 이후의 단기 치료: 자살시도에 대한 단기 개입 프로그램

초기 면담을 위한 비디오 기록

동의서

치료 과정 비디오 녹화에 대해 동의를 하시면 이 동의서의 마지막에 서명하시면 됩니다.

비디오 녹화는 두 번째 회기(비디오 녹화 재생)에 사용될 것이고 네 번째 회기(안전 전략에 대한 예행연습)에서도 사용될 것입니다. 또한 비디오 녹화는 오로지 책임 있는 ASSIP치료자나 그의 지도감독자만 사용할 것입니다.

인터뷰에서 언급된 모든 사람들의 이름과 정보뿐만 아니라 개인의 이름과 데이터를 포함하고 있는 녹화본(기록)은 어떠한 권한이 없는 접근에 대해서도 엄격히 보호될 것입니다. ASSIP 치료자는 동의서에 서명함으로써 비밀 유지에 대한 그들의 책임을 보증합니다.

서명한 환자는 이러한 동의에 대해 언제든 철회할 권리를 지니며 비디오 녹화의 삭제를 요청할 권리도 지닙니다.

날짜: ....

저는 비디오 녹화의 목적에 대해서 공지 받았으며 이 동의서에 대한 내용을 읽었고 이해하였다는 것을 확인합니다.

환자: .... (인)

위에서 언급된 것처럼 환자의 비밀 유지에 책임이 있다는 사실을 확인합니다

치료자: .... (인)

부록 7. 증례 예시 1, 2(예시 편지와 수첩 포함)

증례 예시 1 Ms. M

자살 위기 이후 단기 치료: 자살시도에 대한 단기 개입 프로그램

Ms. M., 회기: 2013년 3월 14일, 5월 2일, 5월 9일

Ms. M에게

논의하였듯이, 저는 당신의 자살 위기의 배경에 관하여 우리가 나눈 대화로부터 중요한 점들을 요약하려고 하였습니다. 아래의 글은 당신의 이야기이므로 1인칭으로 적었습니다.

1. 배경

나는 힘든 어린 시절을 보냈고, 이후에도 역시 많은 부정적인 경험들을 겪으며 살아왔다. 나는 원치 않는 네 번째 아이 였고 아동기에 뇌수막염을 앓았다. 낮 시간 동안 우리를 돌봐 준 보육교사는 우리에게 관심이 없었다. 학창시절 나는 뚱뚱해졌고 종종 놀림을 당했다. 아버지는 나를 자주 때리셨고, 이후 나와 맞지 않는 견습 생활을 시작해야 했다. 살아오는 동안, 나는 항상 성공하기 위해 노력했다. 더 많이 수련을 받았고, 내가 주최하는 워크숍과 강좌를 개설하였다. 내가 오랫동안 몸담아 왔던 회사에서 상사는 나를 나쁘게 대하였고, 나는 생전 처음 약 처방을 받았다. 회사를 사직하고, 패션 판매직으로 일을 시작했지만 여기서도 똑같이 권력 투쟁을 경험하였는데, 무엇보다도 상사로부터 많은 압박을 받아, 결국에는 첫 발병을 하였다. 이후 특히 체중과 관련이 있는 건강 문제들이 발생하였고 여러 가지 수술을 받았다. 나는 19살의 어린 나이에 결혼하여, 계획하고 원했던 자녀 두 명을 두었다. 결혼 후 23년이 될 때 이혼을 했다. 나의 첫 번째 자살시도는 내 전남편의 새 여자친구와 관련이 있다. 그녀

는 내가 처음으로 그들을 방문하였을 때, 내 외모에 대해 경멸적인 언급을 했다. 그 일은 내가 아주 못생기고 완전히 무가치하다는 느낌을 가지게 하였고, 나는 내 삶을 끝내고 싶었다. 나는 그 때부터 반복해서 우울증 치료를 받아왔고, 정신병원에 여섯 차례 입원했는데 보통 자살시도를 한 후였다. 최근 나는 더 부정적인 경험을 했다: 치과를 방문한 후, 볼이 며칠간 부어 있었고, 어머니는 나에게 잔소리를 하였다, 무엇보다도 전 남편이 40년만에 처음으로 내 생일을 잊어버렸다. 열흘 전, 나는 약상자를 채우고 있던 중에, 갑자기 "삶이 쓰레기 같고, 더 이상 의미가 없고, 더 이상 싸울 수도 없어."라는 충동적인 생각이 떠올랐다. 남자친구가 잠시 집 밖으로 나갔을 때, 자동적으로, 아무 생각 없이 나는 일주일분 약을 한꺼번에 삼켰다. 사실 이 일이 어떻게 일어났는지 알 수 없다. 남자친구가 구급차를 불렀고, 나는 응급실에 실려 갔으며 거기서 정신병원으로 다시 들어가게 되었다.

우리는 당신의 삶이 시작부터 힘들었다는 점과 살아오면서 당신이 자주 역경을 극복해왔지만 자존감이 무너지는 상황들이 반복적으로 발생하였다는 것을 보았습니다. 이런 경우들이 갑작스럽고 충동적으로, 자살이 극한의 고통에 대한 해결책으로서 나타나는 위험한 상황들입니다. 당신이 동일한 위험 상황에 다시 들어가는 것을 막으려면, 예방적인 방법을 취하는 것이 중요합니다.

2. 다음의 방법들은 미래에 나의 안전을 위해 중요합니다.

도움이 되는 장기적인 방법

- 정기적으로 의사 S.에게 치료를 받고 주치의사 K에게 진료예약 하기
- 우울증 재발 방지를 위해 약을 복용하는 것이 중요함
- 내 파트너가 약을 맡아서 관리해야 함
- 신뢰하는 사람들에게 내 괴로움을 말하기(파트너, 의사 S., 딸)

경고 신호

- 감정이 갑자기 변할 때
- 가슴이 조여오면서 숨쉬기가 어려울 때
- 기분: 슬픔, 절망
- 생각: "나는 쓸모가 없어" "인생은 무의미해"
- 약을 과다복용하고 싶은 충동

자살을 막기 위한 안전 전략

첫 번째 전략들

1. 잠시 멈추고 내 생각과 느낌을 돌이켜 보기
2. 신선한 공기를 쐬기
3. 목욕하기("긴장 풀기")
4. 딸과 대화하기(전화번호:)
5. 긴장을 완화하기 위해 로라제팜(lorazepam) 복용하기

급할 때 전략들

전화하세요!

6. 의사 S ______________ 전화번호: ______________
7. 파트너 A______________ 전화번호: ______________
8. 교수 M______________ 전화번호: ______________
9. 외래 당직의사(24시간!) 전화번호: ______________
10. 응급실 ______________ 전화번호: ______________

2013년 5월 9일 함께 작성됨.

동의자

Ms. M.	K. M. 교수
______________	______________
서명	서명

사본: 의사 S, 의사 K

Mr. K께 드리는 희망 수첩

도움이 되는 장기적인 방법

- 정기적으로 의사 S.에게 치료를 받고 주치의사 K.에게 진료예약 하기
- 우울증의 재발 방지를 위해 약을 복용하는 것이 중요함
- 내 파트너가 약을 맡아서 관리해야 함
- 신뢰하는 사람들에게 내 괴로움을 말하기(파트너, 의사 S., 딸)

경고 신호

- 감정이 갑자기 변할 때
- 가슴이 조여오면서 숨쉬기가 어려울 때
- 기분: 슬픔, 절망
- 생각: "나는 쓸모가 없어" "인생은 무의미해"
- 약을 과다복용하고 싶은 충동

자살을 막기 위한 안전 전략

첫 번째 전략들

1. 잠시 멈추고 내 생각과 느낌을 돌이켜 보기
2. 신선한 공기를 쐬기
3. 목욕하기("긴장 풀기")
4. 딸과 대화하기(전화번호:)
5. 긴장을 완화하기 위해 로라제팜(lorazepam) 복용하기

급할 때 전략들

전화하세요!

6. 의사 S ____________ 전화번호: ____________
7. 파트너 A ____________ 전화번호: ____________
8. 교수 M ____________ 전화번호: ____________
9. 외래 당직의사(24시간!) 전화번호: ____________
10. 응급실 ____________ 전화번호: ____________

증례 예시 2 Mr. K

자살 위기 이후 단기 치료: 자살시도에 대한 단기 개입 프로그램

Mr. K., 회기: 2013년 1월 3일, 1월 10일, 1월 17일

Mr. K에게

논의하였듯이, 저는 당신의 자살 위기의 배경에 관하여 우리가 나눈 대화로부터 중요한 점들을 요약하려고 하였습니다. 아래의 글은 당신의 이야기이므로 1인칭으로 적었습니다.

1. 배경

내 이야기는 아주 어린 시절로부터 시작된다. 어린 소년이었던 나는 아버지에게 맞았다. 아버지는 실직하였고 술을 많이 드셨다. 나는 아주 일찍부터 내 감정을 혼자만 간직하도록 조심해야 한다는 것을 배웠다. 내 안에서는 내가 부적절하다는 느낌이 아주 강했다. 내가 무엇을 하건, 내가 나를 지키려고 무슨 일을 하건 소용이 없었고, 나는 스스로 방어하지 못했고, 나는 혼자였고 무력했기 때문이다.

이런 부정적인 경험들이 내 성격에 영향을 미쳤다. 학교에서 담당 관계자에 연락을 하여 나는 어떤 가정에 들어가게 되었다. 나는 내가 여전히 혼자이고, 알아서 살길을 찾아야 한다는 것을 곧바로 알아차렸다. 나는 누구에게도 기댈 수 없었고, 버림받은 느낌이었다.

아주 일찍부터, 나는 죽고 싶은 소원을 갖고 있었고, 다른 길은 생각나지 않았다. 수년 동안 내 스스로의 삶을 만들려고 노력했고, 자살에 대해 더 이상 생각하거나 자살에 대해 말을 하지 않고, 강해지려고 노력했다. 하지만 나는 악몽으로 반복적으로 고통을 받았고, 가까운 인간관계를 두려워하였으며 스스로를 실패자라고 느껴왔다.

약 1년 전에 나는 내가 좋아하는 회사에서 새로운 일을 시작했다. 처음에 나는 내가 드디어

내가 있을 곳을 찾았다는 느낌이 들었다. 하지만 회사 구조조정이 시작됐고, 상사가 바뀌었다. 상사는 매일 나를 더 심하게 압박했고, 계속 나를 비난했고, 내가 수당 없이 추가근무를 하길 바랐다. 내가 일을 어떻게 하든 제대로 되지 않았다고 했다. 내가 답이 없는 사람, 패배자라는 느낌이 들었고, 잠을 제대로 잘 수 없었고, 내 주변 사람들을 피했다. 같은 시기에, 내 인간관계 문제가 늘어났다. 내가 여자친구와 한 단계 진도를 나가 동거를 시작할 준비가 돼 있지 않아서, 두 달 전에 여자친구가 나를 떠났다. 여자친구는 날 기다려 주는 데 지쳤다. 삼촌이 연말까지 학자금대출 상환을 할 시간이 남아 있다고 말씀하셨을 때, 너무 부담스럽다는 느낌이 들었다. 항상 내 곁에 있었던 유일한 사람에게, 내가 그럴 수 없다고 말할 수가 있나? 나는 삶을 끝내는 것 외에 다른 해결책을 찾을 수 없었다. 그래서 한 달 전에 나는 총으로 자살할 계획을 세웠다. 나는 사람들에게 거짓말을 하기 시작했고, 공과금도 내지 않았다. 나는 집에 틀어박혀 나오지 않았다. 그날 나는 위스키를 준비해서 반 병을 마셨다. 탄약통을 열었을 때, 나는 돌아올 수 없다는 걸 알았다. 하지만 전화가 왔고, 삼촌이셨고, 삼촌은 내가 뭔가 잘못됐다는 걸 알아차리셨다. 삼촌은 우리 집으로 오셔서 응급실로 날 데려가 도움을 받게 하셨다.

우리가 함께 이야기를 나누면서, 우리는 당신이 아주 어린 시절에 뿌리를 박고 있는 중요한 문제가 있다는 것을 명확하게 보았습니다. 당신은 당신 인생을 스스로 책임져야 했기 때문에 일에 매진했습니다. 압력과 거부는 당신에게 깊은 상처를 주었고, 포기하고 싶다는 오래된 충동이 다시 올라왔습니다. 당신이 믿었던 바로 그 사람을 잃어버린 사건이 "무의미하다, 뭘 해도 소용없다."는 생각을 하도록 만들었습니다.

2. 나의 미래의 안전을 위해 다음 조치들이 중요합니다.

도움이 되는 장기적인 조치

- 장기적인 정신치료를 받기 위해 치료자를 찾기
- 스스로를 받아들이는 법을 배우기("난 이대로도 괜찮아!")
- 문제를 한 단계씩 해결하기: 스트레스 대처법 배우기
- 일이 너무 커질 땐 도움을 받기

경고 신호

- 생각이 제자리걸음을 할 때("내가 틀렸어." "내 탓이야.")
- 감당할 수 없다는 강력한 느낌
- 무력감, 분노
- 잠이 안 옴
- 집에만 틀어박혀 있음
- 중요한 약속을 지키지 않고, 메일도 열어보지 않음

자살을 막기 위한 안전 전략

첫 번째 전략들

1. 신체활동: 스포츠를 한다
2. 재미있는 책을 읽는다
3. 긴장을 줄인다. 예를 들어, 컴퓨터 게임을 한다.

급할 때 전략들

의료인에게 연락하세요

4. 정신과의사 A.(전화번호: ____________________)
5. ASSIP 치료자(전화번호: ____________________), 필요 시 메시지를 남기기
6. 외래 위기대응팀에 연락하기(전화번호: ____________________)
7. 종합병원 응급실로 가기

2013년 1월 17일 함께 작성됨.

동의자

Mr. K.	A. G.-M 선생님
____________________	____________________
서명	서명

사본: 의사 A, 위기대응팀

Mr. K께 드리는 희망 수첩

도움이 되는 장기적인 조치

- 장기적인 정신치료를 위해 치료자를 찾기
- 스스로를 받아들이는 법을 배우기("난 이대로도 괜찮아!")
- 문제를 한 단계씩 해결하기: 스트레스 대처법 배우기
- 일이 너무 커질 땐 도움을 받기

경고신호

- 생각이 제자리걸음을 할 때("내가 틀렸어." "내 탓이야.")
- 감당할 수 없다는 강력한 느낌
- 무력감, 분노
- 잠이 안 옴
- 집에만 틀어박혀 있음
- 중요한 약속을 지키지 않고, 메일도 열어보지 않음

자살을 막기 위한 안전 전략

첫 번째 전략들

1. 신체활동: 스포츠를 한다
2. 재미있는 책을 읽는다
3. 긴장을 줄인다. 예를 들어, 컴퓨터 게임을 한다.

급할 때 전략들

의료인에게 연락하세요

4. 정신과의사 A (전화번호: ....)
5. ASSIP 치료자 (전화번호: ....), 필요 시 메시지를 남기기
6. 외래 위기대응팀에 연락하기(전화번호: ....)
7. 종합병원 응급실로 가기

부록 8. 표준 편지양식: 첫 번째 편지 3개월 시점

《제목》

《이름》

《주소》

《지역, 날짜》

《친애하는 00씨에게...》

《친애하는 00여사에게...》

당신이 저와 마지막으로 만난 이후 3개월의 시간이 흘렀습니다. 당신의 일들이 잘 되고 있기를 바랍니다. 언제든 필요할 때 우리에게 연락할 수 있음을 잊지 말아 주십시오. 만약 제게 연락이 되지 않는다면, 우리의 응급 팀이나 당직의사에게 연락할 수 있도록 해주십시오(《응급실 전화번호》). 그들은 24시간 대기 중입니다.

당신이 힘든 일들을 다시 겪게 될 때, 우리가 함께 작성하였던 안전 전략들을 기억해 주십시오. 상황들이 당신이 조절할 수 있는 범위를 벗어나, 갑자기 단지 한가지 결론만을 생각하게 되도록 내버려두어서는 안됩니다. 삶이란 너무 소중합니다. 환자들이 필요할 때 누군가와 연결될 수 있다면, 생명을 구할 수 있다고 믿고 있기 때문에, 우라는 앞으로 2년간 때때로 당신에게 짧은 글을 보낼 것입니다. 당신이 쓴 몇 줄의 편지라도 받을 수 있다면 기쁘겠지만, 억지로 답장을 할 필요는 없습니다.

3개월 뒤에 다시 편지를 드리겠습니다. 만약 당신이 더 이상 우리의 편지를 받기를 원치 않으신다면, 전화나 전자메일을 통해 알려 주십시오.

행복을 기원하며...

《치료자의 이름》

《e-mail 주소》

부록 9. 표준 편지양식: 두 번째 편지 6개월 시점

《제목》
《이름》
《주소》

《지역, 날짜》

《친애하는 00씨에게...》
《친애하는 00여사에게...》

당신이 저와 마지막으로 만난 이후 6개월의 시간이 흘렀습니다. 당신이 잘 지내고 있길 바랍니다. 우리가 당신에게 1년에 몇 번의 편지를 보내는 이유는 자살 위기 후 상당한 시간이 흐르더라도, 위험성은 완전히 없어지지 않는다는 것을 우리는 알기 때문입니다.
당시에는 견딜 수 없을 것만 같이 보이는 상황에서도 당신은 몇 분 동안 멈출 수 있고, 감정, 생각, 신체 감각을 중립적인 위치에서 관찰자의 시각으로 바라볼 수 있다는 것을 기억해 주십시오. 당신이 느끼는 것을 수용하도록 해보십시오("그 순간에 고통은 단지 고통일 뿐입니다. 고통은 좋은 것도 아니고 나쁜 것도 아닙니다."). 고통, 정신적 고통은 영원토록 지속되지 않습니다. 자살 충동은 일정한 시간이 지나면 가라 앉습니다. 당신의 초조함이 가라앉을 때 까지 기다려 보십시오.
우리가 함께 만들었던 희망 수첩을 사용해 보십시오.
종종 다른 사람과 이야기하고, 관점을 다시 검토해보는 것이 도움이 됩니다. 당신이 언제든 우리에게 연락할 수 있음을 잊지 말아 주십시오. 만약 제게 연락이 되지 않는다면, 우리의 응급 팀이나 당직의사에게 연락할 수 있도록 해주십시오(《응급실 전화번호》). 그들은 24시간 대기 중입니다.
당신이 쓴 몇 줄의 편지라도 받을 수 있다면 기쁘겠지만, 억지로 답장을 할 필요는 없습니다.
3개월 뒤에 다시 편지를 드리겠습니다. 만약 당신이 더 이상 우리의 편지를 받기를 원치 않으신다면, 전화나 전자메일을 통해 알려 주십시오.
행복을 기원하며...

《치료자의 이름》
《e-mail 주소》

부록 10. 표준 편지양식: 세 번째 편지 9개월 시점

《제목》
《이름》
《주소》

《지역, 날짜》

《친애하는 00씨에게...》
《친애하는 00여사에게...》

당신이 저와 마지막으로 만난 이후 9개월의 시간이 흘렀습니다. 당신이 잘 지내고 있길 바랍니다. 우리가 당신에게 1년에 몇 번의 편지를 보내는 이유는 자살시도 후 상당한 시간이 흐르더라도, 위험성은 완전히 없어지지 않는다는 것을 우리는 알기 때문입니다.
우리에게 오랫동안 모든 것들이 잘 되어가고 있는 시점에서조차도, 자살 사고를 일으키는 갑작스러운 사건이 다시 발생할 수 있다는 것을 우리의 경험은 보여줍니다. 만약 그 사람이 이전에 자살시도를 거의 할 뻔했거나, 실제로 자살시도를 했던 사람이라면, 이러한 위험성은 다시 매우 빠르게 증가하게 됩니다; 하나의 해결책으로서의 자살 계획은 우리의 뇌에 수년간 저장되어 있다가, 갑자기 다시 나타날 수 있습니다. 나는 당신이 여전히 희망 수첩을 주머니에 지니고 있기를 바랍니다.
경고 신호를 빨리 알아차리는 것은 매우 중요합니다. 고립되는 것은 좋은 해결책이 될 수 없습니다. 위기 시에 다른 사람과 대화를 나누는 것은 관점을 바꾸는데 도움이 됩니다. 그것이 바로 우리가 이 편지를 통해 당신이 항상 우리에게 연락할 수 있음을 알려드리는 이유입니다. 만약 제게 연락이 되지 않는다면, 우리의 응급 팀이나 당직의사에게 연락할 수 있도록 해주십시오(《응급실 전화번호》). 그들은 24시간 대기 중입니다.
당신이 쓴 몇 줄의 편지라도 받을 수 있다면 기쁘겠지만, 억지로 답장을 할 필요는 없습니다.
3개월 뒤에 다시 편지를 드리겠습니다. 만약 당신이 더 이상 우리의 편지를 받기를 원치 않으신다면, 전화나 전자메일을 통해 알려 주십시오.
행복을 기원하며...

《치료자의 이름》
《e-mail 주소》

부록 11. 표준 편지양식: 네 번째 편지 12개월 시점

《제목》
《이름》
《주소》

《지역, 날짜》

《친애하는 00씨에게...》
《친애하는 00여사에게...》

저의 지난번 서신 이후 다시 3개월의 시간이 흘렀습니다. 저는 당신이 잘 지내고 있기를 바랍니다. 우리가 위기 이후에 우리에게 찾아온 사람들에게 한동안 편지를 쓰는 이유를 당신이 이해할 것이라고 확신합니다. 그것은 자살시도 이후 수년간 또 다른 자살 위기의 위험이 남아 있기 때문입니다. 또 다른 위기가 찾아올 때 당신이 무엇을 할지 알고 있어야 한다는 것이 매우 중요합니다. 우리는 언제나 자살이 아닌 다른 해결책이 있을 거라고 믿습니다. 정신적 고통이 아무리 심할지라도, 그것은 항상 사그라질 것이라는 것을 기억하십시오. 상황이 최악이더라도 이성을 잃지 마시고, 대신 이렇게 해 보십시오.

- 잠시 멈춰서, 당신의 감정, 생각, 몸의 감각들에 대해 중립적인 입장에서 관찰자의 시각으로 바라보십시오. 당신이 지각하는 것을 수용하도록 애써 보십시오. 초조함의 수준이 떨어지는 것을 느낄 때까지 기다려 보십시오.
- 당신의 희망 수첩을 이용해 보십시오.
- 누군가 말할 사람을 찾아보십시오. 때로는 꽤나 뻔한 것에 대해 얘기하는 것조차 도움이 됩니다.
- 가족 주치의나 치료자에게 연락을 해 보십시오.
- 우리에게 전화를 주십시오. 제가 전화를 받지 못할 때는, 우리 병원의 응급의료진이나 응급실 의사에게 연결시켜 달라고 하십시오(《전화번호》). 그 분들은 24시간 연락이 가능합니다.
- 가장 가까운 병원의 응급실로 바로 찾아가십시오.

당신이 몇 줄이라도 편지를 써 주셔서 소식을 들을 수 있다면 기쁘겠습니다. 하지만 꼭 하실 필요는 없습니다.
다음 편지는 6개월 뒤에 받게 되실 겁니다. 만약 당신이 더 이상 우리의 편지를 받기를 원치 않으신다면, 전화나 전자메일을 통해 알려 주십시오.
행복을 기원하며...

《치료자의 이름》
《e-mail 주소》

부록 12. 표준 편지양식: 다섯 번째 편지 18개월 시점

《제목》

《이름》

《주소》

《지역, 날짜》

《친애하는 00씨에게...》

《친애하는 00여사에게...》

지난번 편지 이후로 여섯 달이 흘러갔습니다. 당신이 잘 지내고 있길 바랍니다. 당신은 이 편지 이후에 한번 더 편지를 받게 될 것입니다.

또 다른 위기가 찾아올 때를 대비해 장기간의 응급 대처 전략이 필요하다는 것을 다시 한번 상기시켜 드리고 싶습니다. 물론 당신에게 그런 일이 일어나지 않기를 바라지만 말입니다. 이런 이유 때문에, 응급 전략의 목록을 쉽게 다시 찾을 수 있는 장소에 보관하는 것이 중요합니다. 희망 수첩을 아직 갖고 다니시나요? 상황이 다시 어려워질 때, 가족 주치의나 정신건강의학과 의사나 우리의 도움을 찾기까지 너무 오래 기다려서는 안 된다는 것을 잊지 마십시오.

필요하다면 우리에게 전화하십시오. 만약 제게 연락이 되지 않는다면, 우리의 응급 팀이나 당직의사에게 연락할 수 있도록 해주십시오(《응급실 전화번호》). 그들은 24시간 대기 중입니다.

당신이 몇 줄이라도 편지를 써 주셔서 소식을 들을 수 있다면 기쁘겠습니다. 하지만 꼭 하실 필요는 없습니다.

행복을 기원하며...

《치료자의 이름》

《e-mail 주소》

부록 13. 표준 편지양식: 여섯 번째 편지 마지막 편지

《제목》

《이름》

《주소》

《지역, 날짜》

《친애하는 00씨에게...》

《친애하는 00여사에게...》

이것은 당신이 받아 보실 우리의 마지막 편지입니다. 이 편지들을 통해서 저는 자살 위기 이후 어느 정도의 위험이 남아 있고, 생명이 위협받지 않으려면 위기상황에서 무엇을 해야 할지 아는 것이 중요하다는 것을 상기시켜 드리려고 애썼습니다. 물론 저는 모든 일이 잘 되어서 당신이 더 이상 위태로운 순간을 겪지 않았기를 바랍니다. 그리고 미래에도 그런 일을 겪지 않길 바랍니다. 그럼에도, 저는 당신이 자신의 희망 수첩을 늘 가지고 다니길 권고 드립니다.

늘 그렇듯이, 당신은 우리에게 언제나 연락할 수 있다는 것을 상기시켜 드리고 싶습니다. 만약 제게 연락이 되지 않는다면, 우리의 응급 팀이나 당직의사에게 연락할 수 있도록 해주십시오(《응급실 전화번호》). 그들은 24시간 대기 중입니다. 아니면 당신의 가족 주치의나 치료자에게 연락을 시도하십시오. 응급상황이라면 당신은 가장 가까운 병원 응급실로 가셔도 됩니다.

편지로든 전화로든 당신의 소식을 듣는다면 기쁘겠습니다. 지난 2년 동안 어떻게 지내셨는지를 알려주는 간단한 피드백을 주시면 좋겠습니다. 만약 연락을 주시지 않더라도, 저는 앞으로 당신에게 좋은 일만 있기를 바라겠습니다.

행복을 기원하며...

《치료자의 이름》

《e-mail 주소》

이 페이지는 개인적/전문적 사용을 위해 구입한 사람에 의해 복사할 수 있음.

역자 소개

권용실

- 가톨릭대학교 의과대학 의정부성모병원 정신건강의학과 교수
- 정신과 전문의 , 소아청소년 정신과 전문의
- 2014년부터 교육부 정책연구소인 자살과 학생정신건강연구소 자살파트 책임연구자로 학생 자살 요인 분석과 자살유가족 심리부검 및 자살 예방정책에 대한 연구를 진행하고 있음
- 2015–2019년까지 보건복지부의 아동청소년 인터넷게임중독 임상 코호트 연구책임자로 행위중독과 정신병리에 대한 연구 진행하고 있다.
- 아동청소년 자살과 자해의 원인과 치료 프로그램 개발에 관심을 가지고 임상 및 정신건강 전문가들과 관련 연구등에 참여하고 있다.
- 대한청소년정신의학회 이사장, 대한소아청소년정신의학회 포상위원장, 한국여성정신의학회 이사를 맡고 있다.

공저: 소아청소년정신의학, 청소년 정신의학, 아동심리치료학 개론2

이경욱

- 가톨릭대학교 의과대학 의정부성모병원 정신건강의학과 교수
- '기분장애' 및 '불안장애'의 신경메커니즘을 연구하고 있는 가톨릭대학교 정서신경과학 연구실(CUPAN, http://cupan.catholic.ac.kr)의 디렉터
- 10여년 동안 가톨릭대학교 의정부성모병원에서 응급의학과, 정신건강의학과 병동, 응급병동, 사회사업팀 등과 협력하여 "팀접근 자살치료 및 예방 프로그램"을 운영해 오고 있으며, 자살의 병태생리 규명 및 치료를 위한 다양한 임상 연구 및 프로그램을 개발하고 운영해오고 있다. 또한, '마음챙김' '자기연민' '명상', '정서신경과학' 등에 관심을 가지고 임상 및 연구를 진행하고 있다.
- 대한불안의학회 부이사장이며 대한정신약물학회, 대한우울조울병학회, 대한뇌기능매핑학회에서 이사를 맡고 있다.

공저: 신경정신의학, 임상정신약물학, 우울증, 재난과 정신건강, 임신과 의학적 합병증, 임신, 출산, 신생아 관리의 실용적 접근

공역: 러브유어셀프

자살시도에 대한 단기 개입 프로그램

(치료자 매뉴얼)

초판인쇄 2019년 11월 29일
초판발행 2019년 12월 06일

지은이 Konrad Michel and Anja Gysin-Maillart
옮긴이 권용실 · 이경욱
펴낸이 소정영
펴낸곳 韓國하나醫學社

출판신고 제25100-2013-000061호(1988. 4. 1)
주소 서울시 서대문구 거북골로 7-7(홍은동) 하나빌딩 1층

전화번호 (02)730-2555, 2556
팩스 (02)730-2557
홈페이지 www.hanampc.co.kr
이메일 hanampc1@naver.com

가격 15,000원

ISBN 979-11-85696-78-2 93510